Risikofaktor Herz – Was Sie über Infarkt und Schlaganfall wissen müssen!

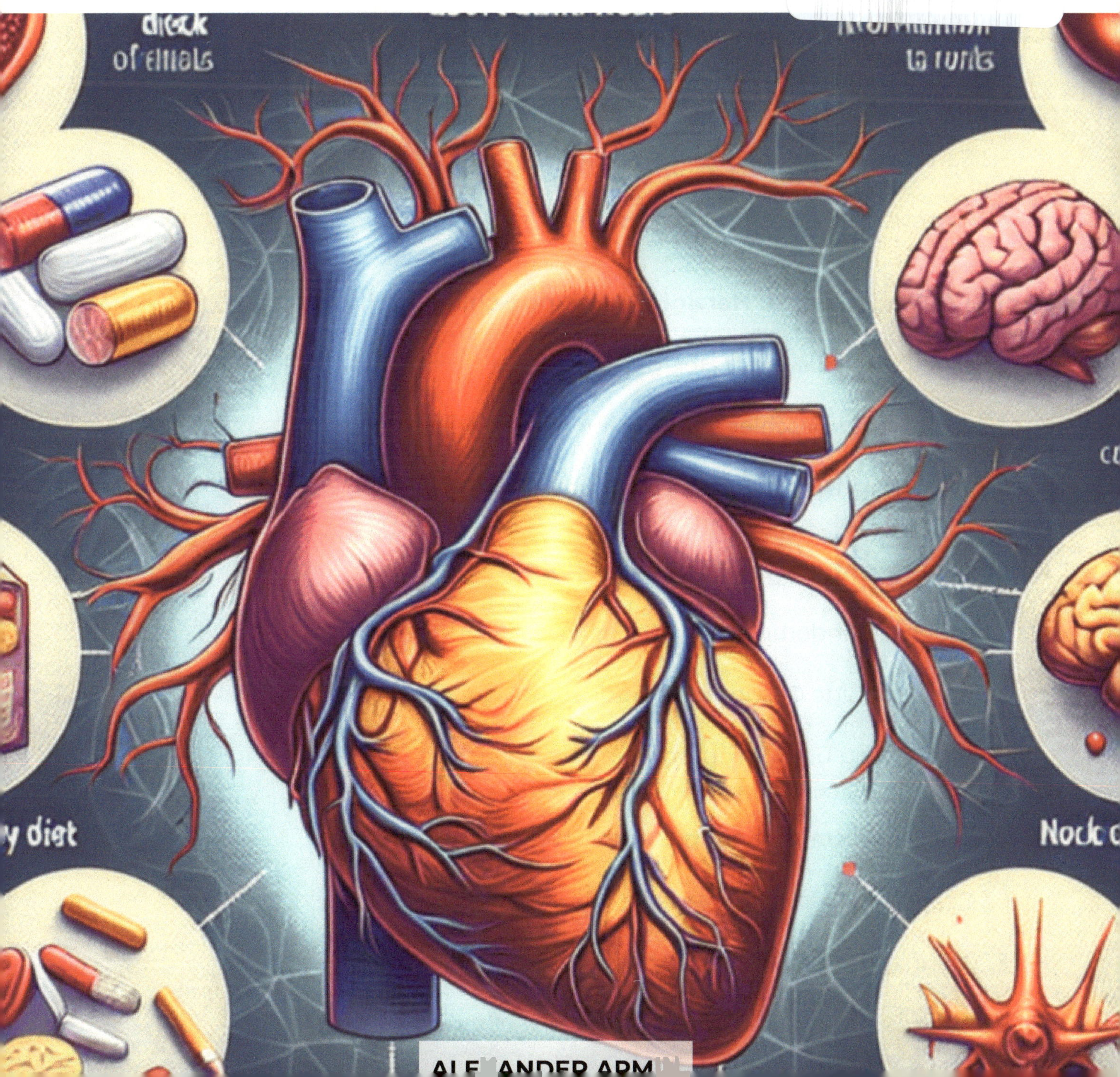

INHALTSVERZEICHNIS

1
Grundlagen der Herzgesundheit

1.1 Anatomie des Herzens

Die Anatomie des Herzens ist von zentraler Bedeutung für das Verständnis seiner Funktion und der Gesundheit des gesamten Herz-Kreislauf-Systems. Das Herz, ein muskuläres Organ, hat die Aufgabe, Blut durch den Körper zu pumpen und somit Sauerstoff sowie Nährstoffe zu den Zellen zu transportieren. Es besteht aus vier Hauptkammern: zwei Vorhöfen (Atrien) und zwei Hauptkammern (Ventrikeln), die durch Klappen voneinander getrennt sind.

Der rechte Vorhof empfängt sauerstoffarmes Blut aus dem Körper über die obere und untere Hohlvene. Dieses Blut wird dann durch die Trikuspidalklappe in den rechten Ventrikel geleitet, der es in die Lunge pumpt, um dort mit Sauerstoff angereichert zu werden. Nach dem Gasaustausch gelangt das sauerstoffreiche Blut über die Lungenvenen in den linken Vorhof. Von dort fließt es durch die Mitralklappe in den linken Ventrikel, der das Blut schließlich über die Aorta in den gesamten Körper pumpt.

Ein weiterer wichtiger Aspekt der Herzstruktur ist das Herzmuskelgewebe, auch Myokard genannt. Dieses spezielle Gewebe ermöglicht es dem Herzen, sich rhythmisch zusammenzuziehen und zu entspannen. Die elektrische Erregung des Herzens wird durch einen speziellen Reizleitungssystem gesteuert, das aus dem Sinusknoten, dem AV-Knoten und dem His-Bündel besteht. Diese Struktur sorgt dafür, dass sich die Vorhöfe zuerst zusammenziehen und anschließend die Ventrikel folgen.

Zusätzlich spielen die Herzklappen eine entscheidende Rolle bei der Aufrechterhaltung eines unidirektionalen Blutflusses. Die Aortenklappe und die Pulmonalklappe verhindern den Rückfluss von Blut in die Ventrikel nach der Kontraktion. Eine Störung oder Erkrankung dieser Klappen kann schwerwiegende Folgen für die Herzfunktion haben.

Das Verständnis der anatomischen Grundlagen des Herzens ist nicht nur für Mediziner wichtig; auch Laien können von diesem Wissen profitieren, um ihre eigene Herzgesundheit besser einschätzen zu können. Präventive Maßnahmen wie regelmäßige Untersuchungen und ein gesunder Lebensstil können dazu beitragen, das Risiko von Herzkrankheiten erheblich zu senken.

1.2 Funktionsweise des Kreislaufsystems

Das Kreislaufsystem ist ein komplexes Netzwerk, das für den Transport von Blut, Nährstoffen und Sauerstoff im Körper verantwortlich ist. Es besteht aus dem Herz, den Blutgefäßen und dem Blut selbst. Die Funktionsweise dieses Systems ist entscheidend für die Aufrechterhaltung der Homöostase und die Gesundheit aller Organe.

Das Herz fungiert als zentrale Pumpe, die durch rhythmische Kontraktionen das Blut in zwei Hauptkreisläufe befördert: den Lungenkreislauf und den Körperkreislauf. Im Lungenkreislauf wird sauerstoffarmes Blut vom rechten Ventrikel über die Pulmonalklappe in die Lunge gepumpt. Dort findet der Gasaustausch statt: Kohlendioxid wird abgegeben und Sauerstoff aufgenommen. Das nun sauerstoffreiche Blut fließt über die Lungenvenen zurück in den linken Vorhof des Herzens.

Im Körperkreislauf pumpt der linke Ventrikel das sauerstoffreiche Blut durch die Aorta in alle Körperteile. Die Arterien verzweigen sich in kleinere Gefäße, bis sie schließlich zu Kapillaren werden, wo der Austausch von Nährstoffen und Abfallprodukten zwischen dem Blut und den Zellen stattfindet. Diese Mikrozirkulation ist entscheidend für das Überleben der Zellen, da sie ihnen ermöglicht, essentielle Stoffe aufzunehmen und Abfallprodukte abzugeben.

Die Regulation des Kreislaufsystems erfolgt durch verschiedene Mechanismen, darunter hormonelle Einflüsse und neuronale Steuerung. Der Sympathikus erhöht beispielsweise die Herzfrequenz und den Blutdruck während körperlicher Anstrengung, während der Parasympathikus eine beruhigende Wirkung hat. Auch lokale Faktoren wie der Sauerstoffgehalt im Gewebe können die Weite der Blutgefäße beeinflussen.

Ein gut funktionierendes Kreislaufsystem ist unerlässlich für die Gesundheit des Herzens sowie des gesamten Körpers. Störungen im Kreislaufsystem können zu ernsthaften Erkrankungen führen, wie Bluthochdruck oder Herzinsuffizienz. Daher sind präventive Maßnahmen wie regelmäßige Bewegung, gesunde Ernährung und Stressmanagement wichtig, um das Risiko von Herz-Kreislauf-Erkrankungen zu minimieren.

1.3 Bedeutung der Herzgesundheit

Die Herzgesundheit spielt eine zentrale Rolle für das allgemeine Wohlbefinden und die Lebensqualität eines Menschen. Ein gesundes Herz ist nicht nur entscheidend für die Aufrechterhaltung des Blutkreislaufs, sondern beeinflusst auch zahlreiche andere Körperfunktionen. Die Bedeutung der Herzgesundheit erstreckt sich über physische Aspekte hinaus und umfasst auch psychische und soziale Dimensionen.

Ein gut funktionierendes Herz sorgt dafür, dass alle Organe und Gewebe ausreichend mit Sauerstoff und Nährstoffen versorgt werden. Dies ist besonders wichtig für energieintensive Organe wie das Gehirn, das auf eine kontinuierliche Blutversorgung angewiesen ist, um optimal zu funktionieren. Studien zeigen, dass Menschen mit einer guten Herzgesundheit ein geringeres Risiko für kognitive Beeinträchtigungen im Alter haben.

Darüber hinaus hat die Herzgesundheit einen direkten Einfluss auf die Lebensqualität. Personen mit Herzerkrankungen berichten häufig von Einschränkungen in ihrer körperlichen Leistungsfähigkeit sowie von emotionalen Belastungen wie Angst oder Depressionen. Eine gesunde Lebensweise, die regelmäßige Bewegung und eine ausgewogene Ernährung umfasst, kann nicht nur das Risiko von Herzerkrankungen senken, sondern auch das allgemeine Wohlbefinden steigern.

Die Prävention von Herz-Kreislauf-Erkrankungen ist daher von großer Bedeutung. Maßnahmen wie Stressmanagement, Nichtrauchen und der Verzicht auf übermäßigen Alkoholkonsum sind entscheidend für den Erhalt der Herzgesundheit. Zudem können regelmäßige ärztliche Untersuchungen helfen, Risikofaktoren frühzeitig zu erkennen und zu behandeln.

Insgesamt zeigt sich, dass die Bedeutung der Herzgesundheit weitreichend ist: Sie beeinflusst nicht nur die körperliche Gesundheit, sondern auch das emotionale Wohlbefinden und die soziale Interaktion. Ein gesundes Herz trägt somit maßgeblich zu einem erfüllten Leben bei und sollte daher in den Fokus individueller Gesundheitsstrategien gerückt werden.

2
Risikofaktoren für Herzkrankheiten

2.1 Bluthochdruck

Bluthochdruck, auch als Hypertonie bekannt, ist ein weit verbreitetes Gesundheitsproblem, das oft als „stiller Killer" bezeichnet wird. Dies liegt daran, dass viele Menschen keine Symptome verspüren, während der Blutdruck kontinuierlich ansteigt und das Risiko für schwerwiegende Herz-Kreislauf-Erkrankungen erhöht. Die Bedeutung der frühzeitigen Erkennung und Behandlung von Bluthochdruck kann nicht genug betont werden, da er zu Herzinfarkten, Schlaganfällen und anderen ernsthaften Komplikationen führen kann.

Die Ursachen für Bluthochdruck sind vielfältig und können sowohl genetische als auch umweltbedingte Faktoren umfassen. Zu den häufigsten Risikofaktoren zählen Übergewicht, Bewegungsmangel, eine salzreiche Ernährung sowie übermäßiger Alkohol- und Tabakkonsum. Auch Stress spielt eine entscheidende Rolle bei der Entstehung von Bluthochdruck. In vielen Fällen bleibt die genaue Ursache jedoch unbekannt, was die Prävention erschwert.

Die Diagnose erfolgt in der Regel durch regelmäßige Blutdruckmessungen. Ein systolischer Wert von 140 mmHg oder höher oder ein diastolischer Wert von 90 mmHg oder höher gilt als hoch. Es ist wichtig zu beachten, dass einmalige Messungen nicht ausreichen; eine konsistente Überwachung ist notwendig, um festzustellen, ob tatsächlich ein Problem vorliegt.

Zur Behandlung von Bluthochdruck stehen verschiedene Ansätze zur Verfügung. Lebensstiländerungen sind oft der erste Schritt: Eine ausgewogene Ernährung mit viel Obst und Gemüse sowie regelmäßige körperliche Aktivität können signifikante Verbesserungen bewirken. In einigen Fällen sind Medikamente erforderlich, um den Blutdruck effektiv zu kontrollieren.

- **Ernährungsanpassungen:** Reduzierung des Salzkonsums und Erhöhung der Kaliumaufnahme können helfen.
- **Körperliche Aktivität:** Mindestens 150 Minuten moderate Bewegung pro Woche werden empfohlen.
- **Stressmanagement:** Techniken wie Meditation oder Yoga können hilfreich sein.

Letztendlich ist es entscheidend, sich aktiv mit dem eigenen Blutdruck auseinanderzusetzen und regelmäßig ärztliche Kontrollen in Anspruch zu nehmen. Durch präventive Maßnahmen und einen gesunden Lebensstil kann jeder Einzelne dazu beitragen, das Risiko für Herzkrankheiten erheblich zu senken.

2.2 Diabetes

Diabetes mellitus ist eine chronische Stoffwechselerkrankung, die durch erhöhte Blutzuckerwerte gekennzeichnet ist. Diese Erkrankung hat weitreichende Auswirkungen auf das Herz-Kreislauf-System und stellt einen bedeutenden Risikofaktor für Herzkrankheiten dar. Insbesondere Typ-2-Diabetes, der häufig mit Übergewicht und Bewegungsmangel assoziiert ist, erhöht das Risiko für kardiovaskuläre Komplikationen erheblich.

Die Mechanismen, durch die Diabetes das Herz-Kreislauf-Risiko beeinflusst, sind vielfältig. Hohe Blutzuckerwerte können zu einer Schädigung der Blutgefäße führen, was die Entstehung von Atherosklerose begünstigt – einer Erkrankung, bei der sich Plaque in den Arterien ansammelt und diese verengt. Darüber hinaus kann Diabetes auch zu einer Dysfunktion des Endothels führen, dem Gewebe, das die Blutgefäße auskleidet. Diese Veränderungen erhöhen nicht nur den Blutdruck, sondern fördern auch Entzündungsprozesse im Körper.

Ein weiterer wichtiger Aspekt ist die Insulinresistenz, die oft mit Typ-2-Diabetes einhergeht. Insulinresistenz führt dazu, dass der Körper weniger empfindlich auf Insulin reagiert, was wiederum zu höheren Blutzuckerspiegeln führt. Diese metabolischen Störungen sind eng mit anderen Risikofaktoren wie Bluthochdruck und Dyslipidämie verbunden – Zustände, die ebenfalls zur Entwicklung von Herzkrankheiten beitragen können.

Die Prävention und Behandlung von Diabetes erfordert einen ganzheitlichen Ansatz. Lebensstiländerungen spielen eine entscheidende Rolle: Eine ausgewogene Ernährung mit einem hohen Anteil an Ballaststoffen sowie regelmäßige körperliche Aktivität sind essenziell für die Kontrolle des Blutzuckerspiegels und zur Reduzierung des kardiovaskulären Risikos. In vielen Fällen sind zusätzlich Medikamente erforderlich, um den Blutzucker effektiv zu regulieren.

- **Ernährungsumstellung:** Eine Reduktion von Zucker und gesättigten Fetten kann helfen.
- **Körperliche Aktivität:** Mindestens 150 Minuten moderate Bewegung pro Woche werden empfohlen.
- **Regelmäßige Kontrollen:** Regelmäßige Arztbesuche zur Überwachung des Blutzuckers sind unerlässlich.

Letztendlich ist es wichtig zu betonen, dass Menschen mit Diabetes proaktiv ihre Gesundheit managen sollten. Durch präventive Maßnahmen und einen gesunden Lebensstil kann jeder Einzelne dazu beitragen, das Risiko für Herzkrankheiten signifikant zu senken.

2.3 Übergewicht und Fettleibigkeit

Übergewicht und Fettleibigkeit sind bedeutende Risikofaktoren für Herzkrankheiten, die in den letzten Jahrzehnten weltweit zugenommen haben. Diese Zustände sind nicht nur eine Frage des Aussehens, sondern sie beeinflussen maßgeblich die Gesundheit des Herz-Kreislauf-Systems. Übergewicht wird definiert als ein Body-Mass-Index (BMI) von 25 bis 29,9, während Fettleibigkeit einen BMI von 30 oder mehr umfasst. Die Zunahme an Körperfett kann zu einer Vielzahl von gesundheitlichen Problemen führen, darunter Bluthochdruck, erhöhte Cholesterinwerte und Insulinresistenz.

Die Mechanismen, durch die Übergewicht das Risiko für Herzkrankheiten erhöht, sind komplex. Ein übermäßiger Fettanteil im Körper führt oft zu einer chronischen Entzündungsreaktion, die das Endothel der Blutgefäße schädigen kann. Dies begünstigt die Atherosklerose – eine Erkrankung, bei der sich Plaque in den Arterien ansammelt und diese verengt. Zudem kann Übergewicht zu einer Erhöhung des Blutdrucks führen und die Blutfettwerte negativ beeinflussen.

Ein weiterer kritischer Aspekt ist der Einfluss von Übergewicht auf den Stoffwechsel. Menschen mit Fettleibigkeit haben häufig eine Insulinresistenz entwickelt, was bedeutet, dass ihre Zellen weniger empfindlich auf Insulin reagieren. Dies kann nicht nur zu Typ-2-Diabetes führen, sondern auch das Risiko für kardiovaskuläre Erkrankungen weiter erhöhen. Studien zeigen zudem einen Zusammenhang zwischen Bauchfett und einem höheren Risiko für Herzprobleme; viszerales Fett ist besonders schädlich.

Die Prävention und Behandlung von Übergewicht erfordert einen ganzheitlichen Ansatz. Eine ausgewogene Ernährung mit einem hohen Anteil an Obst, Gemüse und Vollkornprodukten sowie regelmäßige körperliche Aktivität sind entscheidend für die Gewichtsreduktion und -kontrolle. Es wird empfohlen, mindestens 150 Minuten moderate Bewegung pro Woche einzuplanen.

- **Ernährungsumstellung:** Reduzierung von Zucker und gesättigten Fetten ist wichtig.
- **Körperliche Aktivität:** Regelmäßige Bewegung fördert den Kalorienverbrauch.
- **Psycho-soziale Unterstützung:** Gruppen oder Beratungen können hilfreich sein.

Letztendlich ist es entscheidend zu erkennen, dass jeder Einzelne durch bewusste Lebensstiländerungen aktiv zur Verbesserung seiner Gesundheit beitragen kann. Die Bekämpfung von Übergewicht ist nicht nur eine persönliche Herausforderung; sie hat auch weitreichende gesellschaftliche Implikationen für das Gesundheitswesen insgesamt.

3
Genetische Veranlagungen und Herzgesundheit

3.1 Erblichkeit von Herzkrankheiten

Die Erblichkeit von Herzkrankheiten ist ein zentrales Thema in der kardiologischen Forschung und hat weitreichende Implikationen für die Prävention und Behandlung dieser Erkrankungen. Genetische Faktoren spielen eine entscheidende Rolle bei der Entstehung von Herz-Kreislauf-Erkrankungen, wobei bestimmte genetische Variationen das Risiko signifikant erhöhen können. Studien zeigen, dass etwa 30-60% des Risikos für koronare Herzkrankheit auf genetische Einflüsse zurückzuführen sind.

Ein wichtiger Aspekt der erblichen Veranlagung ist die familiäre Häufung von Herzkrankheiten. Wenn enge Angehörige wie Eltern oder Geschwister an Herzerkrankungen leiden, steigt das Risiko für andere Familienmitglieder erheblich. Dies kann durch gemeinsame genetische Prädispositionen sowie durch ähnliche Lebensstilfaktoren innerhalb der Familie erklärt werden.

Genetische Tests haben in den letzten Jahren an Bedeutung gewonnen, da sie helfen können, Individuen zu identifizieren, die ein erhöhtes Risiko für Herzkrankheiten haben. Solche Tests können spezifische Gene identifizieren, die mit einem höheren Risiko für Erkrankungen wie Hypertonie oder Dyslipidämie assoziiert sind. Beispielsweise wurde das **LDL-Rezeptor-Gen** als entscheidend für die Regulation des Cholesterinspiegels identifiziert; Mutationen in diesem Gen können zu familiärer Hypercholesterinämie führen und somit das Risiko für koronare Herzkrankheit erhöhen.

Darüber hinaus gibt es auch polygenetische Risikomuster, bei denen mehrere Gene zusammenwirken, um das Risiko zu beeinflussen. Neueste Forschungen nutzen genomweite Assoziationsstudien (GWAS), um solche Muster zu entschlüsseln und besser zu verstehen, wie genetische Faktoren mit Umweltfaktoren interagieren. Diese Erkenntnisse könnten zukünftig dazu beitragen, personalisierte Präventionsstrategien zu entwickeln.

Zusammenfassend lässt sich sagen, dass die Erblichkeit von Herzkrankheiten ein komplexes Zusammenspiel zwischen genetischen Faktoren und Umweltbedingungen darstellt. Das Verständnis dieser Zusammenhänge ist entscheidend für die Entwicklung effektiverer Strategien zur Vorbeugung und Behandlung von Herzerkrankungen.

3.2 Familiäre Risikofaktoren

Familiäre Risikofaktoren spielen eine entscheidende Rolle bei der Entstehung von Herzkrankheiten und sind ein zentrales Element in der kardiologischen Forschung. Die genetische Veranlagung, die innerhalb einer Familie weitergegeben wird, kann das Risiko für verschiedene Herz-Kreislauf-Erkrankungen erheblich erhöhen. Wenn enge Angehörige wie Eltern oder Geschwister an Herzerkrankungen leiden, ist es wahrscheinlich, dass auch andere Familienmitglieder ein erhöhtes Risiko aufweisen.

Ein wesentlicher Aspekt familiärer Risikofaktoren ist die gemeinsame genetische Prädisposition. Bestimmte Gene können das Risiko für Erkrankungen wie Bluthochdruck, koronare Herzkrankheit oder Herzinsuffizienz beeinflussen. Beispielsweise zeigen Studien, dass Mutationen im **MYH7-Gen**, das mit hypertropher Kardiomyopathie assoziiert ist, häufig in betroffenen Familien vorkommen. Diese genetischen Faktoren interagieren oft mit Umweltfaktoren und Lebensstilentscheidungen, was die Komplexität der Krankheitsentwicklung erhöht.

Zusätzlich zu den genetischen Einflüssen gibt es auch soziale und verhaltensbezogene Aspekte, die innerhalb von Familien weitergegeben werden. Gemeinsame Essgewohnheiten, Bewegungsmangel und Stressbewältigungsmechanismen können dazu führen, dass mehrere Mitglieder einer Familie ähnliche Gesundheitsprobleme entwickeln. So kann beispielsweise eine familiäre Neigung zu ungesunder Ernährung oder mangelnder körperlicher Aktivität das Risiko für Übergewicht und damit verbundene Herzkrankheiten erhöhen.

Die Identifizierung familiärer Risikofaktoren ist entscheidend für präventive Maßnahmen. Genetische Beratungen können helfen, potenziell gefährdete Personen zu identifizieren und individuelle Präventionsstrategien zu entwickeln. Darüber hinaus sollten Angehörige von Patienten mit bekannten Herzerkrankungen regelmäßig ärztliche Untersuchungen in Anspruch nehmen, um frühzeitig mögliche Risiken zu erkennen.

Insgesamt verdeutlicht die Betrachtung familiärer Risikofaktoren die Notwendigkeit eines ganzheitlichen Ansatzes zur Prävention von Herzkrankheiten. Durch das Verständnis der genetischen und umweltbedingten Einflüsse innerhalb von Familien können gezielte Strategien entwickelt werden, um das Risiko für zukünftige Generationen zu minimieren.

3.3 Genetische Tests und deren Bedeutung

Genetische Tests haben in den letzten Jahren an Bedeutung gewonnen, insbesondere im Bereich der Herzgesundheit. Diese Tests ermöglichen es, genetische Prädispositionen für verschiedene Herz-Kreislauf-Erkrankungen zu identifizieren und bieten somit wertvolle Informationen für präventive Maßnahmen und individuelle Behandlungsstrategien.

Ein zentraler Vorteil genetischer Tests ist die Möglichkeit, das Risiko für spezifische Erkrankungen wie koronare Herzkrankheit oder hypertrophe Kardiomyopathie frühzeitig zu erkennen. Durch die Analyse von Genen, die mit diesen Erkrankungen assoziiert sind, können Ärzte gezielte Empfehlungen zur Lebensstiländerung geben oder regelmäßige Vorsorgeuntersuchungen anordnen. Beispielsweise kann ein Test auf Mutationen im **MYH7-Gen**, das mit einer erhöhten Wahrscheinlichkeit für hypertrophe Kardiomyopathie verbunden ist, entscheidend sein, um betroffene Familienmitglieder rechtzeitig zu informieren und zu überwachen.

Darüber hinaus spielen genetische Tests eine wichtige Rolle in der personalisierten Medizin. Sie ermöglichen eine maßgeschneiderte Therapieansätze basierend auf dem individuellen genetischen Profil eines Patienten. So können beispielsweise bestimmte Medikamente besser wirken oder weniger Nebenwirkungen verursachen, wenn sie auf die genetischen Eigenschaften des Patienten abgestimmt sind. Dies führt nicht nur zu einer effektiveren Behandlung, sondern auch zu einer Verbesserung der Lebensqualität der Betroffenen.

Trotz ihrer Vorteile werfen genetische Tests auch ethische Fragen auf. Die Offenlegung von genetischen Risiken kann psychologische Belastungen mit sich bringen und möglicherweise Diskriminierung durch Versicherungsunternehmen oder Arbeitgeber nach sich ziehen. Daher ist es wichtig, dass Patienten vor einem Test umfassend über die möglichen Konsequenzen informiert werden und Zugang zu professioneller Beratung erhalten.

Insgesamt zeigt sich, dass genetische Tests ein wertvolles Werkzeug in der modernen Medizin darstellen. Sie tragen dazu bei, das Verständnis von Herzkrankheiten zu vertiefen und ermöglichen eine proaktive Herangehensweise an die Gesundheitspflege. Mit fortschreitender Forschung werden diese Tests voraussichtlich noch präziser und zugänglicher werden, was letztlich dazu beitragen könnte, die Inzidenz von Herz-Kreislauf-Erkrankungen signifikant zu reduzieren.

4
Statistiken zu Herzinfarkten und Schlaganfällen

4.1 Globale Trends in der Herzgesundheit

Die globale Gesundheit des Herzens ist ein entscheidendes Thema, das nicht nur individuelle Lebensstile, sondern auch gesellschaftliche und wirtschaftliche Strukturen beeinflusst. In den letzten Jahrzehnten haben sich die Trends in der Herzgesundheit erheblich verändert, was auf eine Vielzahl von Faktoren zurückzuführen ist, darunter Urbanisierung, Ernährungsgewohnheiten und Zugang zu medizinischer Versorgung.

Ein bemerkenswerter Trend ist die Zunahme von Herz-Kreislauf-Erkrankungen (HKE) in einkommensschwachen Ländern. Laut der Weltgesundheitsorganisation (WHO) sind HKE mittlerweile die häufigste Todesursache weltweit und machen fast 32% aller Todesfälle aus. Diese alarmierende Statistik verdeutlicht die Notwendigkeit einer verstärkten Aufklärung über Risikofaktoren wie Bluthochdruck, Diabetes und Fettleibigkeit.

Ein weiterer wichtiger Aspekt ist der Einfluss des Lebensstils auf die Herzgesundheit. Die zunehmende Verbreitung von Bewegungsmangel und ungesunden Ernährungsweisen hat zu einem Anstieg von Übergewicht und Adipositas geführt. Studien zeigen, dass Menschen mit einem hohen Body-Mass-Index (BMI) ein signifikant höheres Risiko für Herzinfarkte haben. Daher sind präventive Maßnahmen wie Aufklärungskampagnen zur Förderung gesunder Ernährung und regelmäßiger Bewegung unerlässlich.

Technologische Fortschritte spielen ebenfalls eine entscheidende Rolle bei der Verbesserung der Herzgesundheit. Telemedizinische Ansätze ermöglichen es Patienten, ihre Gesundheitsdaten in Echtzeit zu überwachen und frühzeitig auf Veränderungen zu reagieren. Dies kann insbesondere in ländlichen Gebieten von Vorteil sein, wo der Zugang zu Fachärzten oft eingeschränkt ist.

Zusammenfassend lässt sich sagen, dass die globalen Trends in der Herzgesundheit sowohl Herausforderungen als auch Chancen bieten. Es ist wichtig, dass Regierungen, Gesundheitsorganisationen und Einzelpersonen zusammenarbeiten, um das Bewusstsein für Risikofaktoren zu schärfen und effektive Präventionsstrategien umzusetzen. Nur durch kollektives Handeln können wir die steigenden Raten von Herzkrankheiten eindämmen und eine gesündere Zukunft für alle schaffen.

4.2 Alters- und Geschlechterverteilung von Erkrankungen

Die Alters- und Geschlechterverteilung von Herzinfarkten und Schlaganfällen ist ein entscheidender Faktor für das Verständnis der epidemiologischen Trends in der Herzgesundheit. Diese Verteilung beeinflusst nicht nur die Prävalenz dieser Erkrankungen, sondern auch die Strategien zur Prävention und Behandlung. Ein vertieftes Verständnis dieser demografischen Aspekte kann dazu beitragen, gezielte Gesundheitsinterventionen zu entwickeln.

In Bezug auf das Alter zeigen Statistiken, dass das Risiko für Herz-Kreislauf-Erkrankungen mit zunehmendem Alter signifikant steigt. Während jüngere Erwachsene seltener betroffen sind, nehmen die Inzidenzraten bei Personen über 65 Jahren dramatisch zu. Dies ist teilweise auf altersbedingte Veränderungen im kardiovaskulären System sowie auf eine kumulative Exposition gegenüber Risikofaktoren wie Bluthochdruck, Diabetes und Hyperlipidämie zurückzuführen.

Die Geschlechterverteilung zeigt ebenfalls interessante Unterschiede. Männer haben tendenziell ein höheres Risiko für Herzinfarkte in jüngeren Jahren im Vergleich zu Frauen. Allerdings gleichen sich diese Raten nach der Menopause an, was darauf hindeutet, dass hormonelle Faktoren eine schützende Rolle für Frauen vor den Wechseljahren spielen können. Studien belegen, dass Frauen oft andere Symptome eines Herzinfarkts erleben als Männer, was zu einer Unterdiagnose führen kann.

- Männer erleiden häufig früher einen Herzinfarkt als Frauen.
- Frauen zeigen nach der Menopause ein erhöhtes Risiko für kardiovaskuläre Erkrankungen.
- Ältere Menschen sind besonders anfällig für Schlaganfälle aufgrund von vaskulären Veränderungen.

Zusätzlich ist es wichtig zu beachten, dass sozioökonomische Faktoren auch die Alters- und Geschlechterverteilung beeinflussen können. Menschen aus einkommensschwächeren Verhältnissen haben oft weniger Zugang zu präventiven Gesundheitsdiensten und neigen dazu, ungesündere Lebensstile zu pflegen. Dies verstärkt die Notwendigkeit maßgeschneiderter Programme zur Aufklärung über Risikofaktoren in verschiedenen Altersgruppen und Geschlechtern.

Insgesamt verdeutlicht die Analyse der Alters- und Geschlechterverteilung von Herzinfarkten und Schlaganfällen die Komplexität dieser Erkrankungen und unterstreicht die Notwendigkeit einer differenzierten Herangehensweise an Prävention und Behandlung in unterschiedlichen Bevölkerungsgruppen.

4.3 Regionale Unterschiede in der Prävalenz

Die regionalen Unterschiede in der Prävalenz von Herzinfarkten und Schlaganfällen sind ein zentrales Thema in der epidemiologischen Forschung, da sie wichtige Hinweise auf die zugrunde liegenden Risikofaktoren und Gesundheitsressourcen geben. Diese Unterschiede können durch eine Vielzahl von Faktoren beeinflusst werden, darunter Lebensstil, Umweltbedingungen, Zugang zu medizinischer Versorgung und sozioökonomische Gegebenheiten.

In vielen Ländern zeigen Statistiken signifikante regionale Variationen in den Inzidenzraten von Herz-Kreislauf-Erkrankungen. Beispielsweise haben ländliche Gebiete oft höhere Raten an Herzinfarkten im Vergleich zu städtischen Regionen. Dies kann teilweise auf einen geringeren Zugang zu Gesundheitsdiensten sowie auf ungesündere Lebensstile zurückzuführen sein, die in weniger urbanisierten Gebieten verbreitet sind. In diesen Regionen sind häufig auch Risikofaktoren wie Rauchen, Übergewicht und Bewegungsmangel stärker ausgeprägt.

Ein weiterer wichtiger Aspekt ist die Rolle des sozialen Determinanten der Gesundheit. In einkommensschwächeren Regionen ist die Prävalenz von Herzinfarkten und Schlaganfällen tendenziell höher. Menschen mit niedrigem Einkommen haben oft eingeschränkten Zugang zu präventiven Maßnahmen und medizinischer Versorgung, was sich negativ auf ihre kardiovaskuläre Gesundheit auswirkt. Studien zeigen zudem, dass Bildung und Gesundheitsbewusstsein entscheidende Faktoren sind: Höhere Bildungsniveaus korrelieren häufig mit einem gesünderen Lebensstil und besserem Zugang zu Informationen über Risikofaktoren.

Darüber hinaus spielen kulturelle Unterschiede eine Rolle bei den regionalen Prävalenzen. In einigen Kulturen gibt es tief verwurzelte Traditionen bezüglich Ernährung und Bewegung, die das Risiko für Herz-Kreislauf-Erkrankungen beeinflussen können. Zum Beispiel haben mediterrane Länder tendenziell niedrigere Raten an Herzinfarkten aufgrund ihrer traditionellen Ernährungsweise, die reich an Obst, Gemüse und gesunden Fetten ist.

Zusammenfassend lässt sich sagen, dass regionale Unterschiede in der Prävalenz von Herzinfarkten und Schlaganfällen ein komplexes Zusammenspiel verschiedener Faktoren widerspiegeln. Ein vertieftes Verständnis dieser Unterschiede ist entscheidend für die Entwicklung gezielter Gesundheitsstrategien zur Verbesserung der kardiovaskulären Gesundheit in verschiedenen Bevölkerungsgruppen.

5
Prävention von Herzkrankheiten

5.1 Lebensstiländerungen zur Risikominderung

Die Prävention von Herzkrankheiten ist ein zentrales Anliegen der modernen Gesundheitsversorgung, und Lebensstiländerungen spielen dabei eine entscheidende Rolle. Ein gesunder Lebensstil kann nicht nur das Risiko für Herzinfarkte und Schlaganfälle signifikant senken, sondern auch die allgemeine Lebensqualität verbessern. Die Integration positiver Veränderungen in den Alltag ist daher unerlässlich.

Eine ausgewogene Ernährung bildet die Grundlage für eine gute Herzgesundheit. Der Verzehr von frischem Obst und Gemüse, Vollkornprodukten sowie magerem Protein kann helfen, den Cholesterinspiegel zu regulieren und Übergewicht zu vermeiden. Insbesondere die mediterrane Diät hat sich als besonders herzfreundlich erwiesen, da sie reich an gesunden Fetten wie Olivenöl ist und gleichzeitig verarbeitete Lebensmittel meidet.

Regelmäßige körperliche Aktivität ist ein weiterer Schlüsselfaktor zur Risikominderung. Die Weltgesundheitsorganisation empfiehlt mindestens 150 Minuten moderate Bewegung pro Woche. Aktivitäten wie Gehen, Radfahren oder Schwimmen fördern nicht nur die kardiovaskuläre Fitness, sondern tragen auch zur Gewichtsreduktion bei und verbessern das psychische Wohlbefinden.

- **Rauchen aufgeben:** Das Rauchen ist einer der größten Risikofaktoren für Herzkrankheiten. Ein Rauchstopp kann sofortige positive Effekte auf das Herz-Kreislauf-System haben.
- **Stressmanagement:** Chronischer Stress kann zu Bluthochdruck führen. Techniken wie Meditation, Yoga oder Atemübungen können helfen, Stress abzubauen und somit das Risiko zu senken.
- **Regelmäßige Gesundheitschecks:** Regelmäßige Arztbesuche zur Überwachung von Blutdruck, Cholesterinwerten und Blutzucker sind wichtig, um frühzeitig Risiken zu erkennen und gegenzusteuern.

Zudem sollte man auf ausreichenden Schlaf achten; Schlafmangel kann das Risiko für Herzkrankheiten erhöhen. Eine gute Schlafhygiene trägt dazu bei, sowohl körperlich als auch geistig fit zu bleiben.

Insgesamt zeigt sich, dass durch bewusste Lebensstiländerungen jeder Einzelne aktiv zur Verbesserung seiner Herzgesundheit beitragen kann. Diese Maßnahmen sind nicht nur präventiv wirksam, sondern fördern auch ein insgesamt gesünderes Leben.

5.2 Regelmäßige Gesundheitsuntersuchungen

Regelmäßige Gesundheitsuntersuchungen sind ein wesentlicher Bestandteil der Prävention von Herzkrankheiten. Sie ermöglichen es, potenzielle Risikofaktoren frühzeitig zu erkennen und gezielte Maßnahmen zur Verbesserung der Herzgesundheit zu ergreifen. Durch präventive Untersuchungen können nicht nur bestehende Erkrankungen identifiziert, sondern auch das Risiko für zukünftige gesundheitliche Probleme signifikant gesenkt werden.

Ein zentraler Aspekt dieser Untersuchungen ist die Überwachung von Blutdruck, Cholesterinwerten und Blutzucker. Hoher Blutdruck und erhöhte Cholesterinwerte sind bekannte Risikofaktoren für Herzkrankheiten. Eine regelmäßige Kontrolle dieser Werte ermöglicht es Ärzten, rechtzeitig therapeutische Maßnahmen einzuleiten, sei es durch Lebensstiländerungen oder medikamentöse Therapien. Beispielsweise kann eine Ernährungsumstellung oder die Einführung eines Bewegungsprogramms oft ausreichen, um die Werte zu normalisieren.

Darüber hinaus spielen auch individuelle Risikofaktoren wie familiäre Vorbelastung oder bestehende chronische Erkrankungen eine Rolle bei der Festlegung des Untersuchungsintervalls. Menschen mit einem erhöhten Risiko sollten möglicherweise häufiger untersucht werden als Personen ohne solche Faktoren. Die Empfehlungen variieren je nach Alter und Geschlecht; so wird beispielsweise Männern ab einem bestimmten Alter geraten, regelmäßig ihre Herzgesundheit überprüfen zu lassen.

Ein weiterer wichtiger Punkt ist die Aufklärung der Patienten über ihre eigene Gesundheit. Bei den Untersuchungen haben Ärzte die Möglichkeit, Patienten über gesunde Lebensweisen aufzuklären und sie in ihrer Eigenverantwortung zu stärken. Dies kann durch Informationsmaterialien oder persönliche Gespräche geschehen, in denen spezifische Risiken thematisiert werden.

Zusammenfassend lässt sich sagen, dass regelmäßige Gesundheitsuntersuchungen nicht nur zur Früherkennung von Krankheiten beitragen, sondern auch einen wichtigen Beitrag zur allgemeinen Gesundheitsförderung leisten. Sie bieten eine wertvolle Gelegenheit zur Prävention und helfen dabei, das Bewusstsein für Herzgesundheit im Alltag zu schärfen.

5.3 Aufklärung über Symptome und Warnzeichen

Die Aufklärung über Symptome und Warnzeichen von Herzkrankheiten ist ein entscheidender Bestandteil der Prävention. Ein frühzeitiges Erkennen dieser Anzeichen kann Leben retten und die Lebensqualität erheblich verbessern. Viele Menschen sind sich der typischen Symptome nicht bewusst oder ignorieren sie, was zu verzögerten Diagnosen und Behandlungen führen kann.

Zu den häufigsten Symptomen einer Herzkrankheit gehören Brustschmerzen, Atemnot, Müdigkeit und unregelmäßiger Herzschlag. Diese Symptome können jedoch variieren, insbesondere bei Frauen, die oft atypische Beschwerden wie Übelkeit oder Rückenschmerzen erleben. Daher ist es wichtig, dass sowohl Männer als auch Frauen über die Vielfalt der möglichen Anzeichen informiert werden.

- **Brustschmerzen:** Oft als Druck oder Enge beschrieben, können diese Schmerzen in den Arm, den Rücken oder den Kiefer ausstrahlen.
- **Atemnot:** Dies kann sowohl in Ruhe als auch bei körperlicher Anstrengung auftreten und sollte ernst genommen werden.
- **Müdigkeit:** Ungewöhnliche Erschöpfung ohne erkennbare Ursache kann ein frühes Warnsignal sein.
- **Schwitzen:** Übermäßiges Schwitzen ohne körperliche Aktivität kann auf eine Herzerkrankung hinweisen.

Zudem sollten Risikofaktoren wie Bluthochdruck, Diabetes und hohe Cholesterinwerte beachtet werden. Die Aufklärung über diese Faktoren ermöglicht es den Menschen, proaktiv zu handeln und regelmäßige Gesundheitsuntersuchungen in Anspruch zu nehmen. Informationskampagnen durch Gesundheitsorganisationen spielen hierbei eine zentrale Rolle; sie bieten Materialien an, die leicht verständlich sind und wichtige Informationen vermitteln.

Ein weiterer Aspekt ist die Förderung eines offenen Dialogs zwischen Patienten und Ärzten. Menschen sollten ermutigt werden, ihre Symptome ernst zu nehmen und bei Bedenken sofort einen Arzt aufzusuchen. Durch Schulungen in Gemeinschaftseinrichtungen oder Online-Webinare können Betroffene lernen, wie sie ihre Gesundheit besser überwachen können.

Zusammenfassend lässt sich sagen, dass die Aufklärung über Symptome und Warnzeichen von Herzkrankheiten nicht nur das Bewusstsein schärft, sondern auch entscheidend zur Früherkennung beiträgt. Eine informierte Bevölkerung hat bessere Chancen auf rechtzeitige Interventionen und damit auf eine verbesserte Herzgesundheit.

6
Ernährung für ein gesundes Herz

6.1 Gesunde Ernährungsweisen

Eine gesunde Ernährung spielt eine entscheidende Rolle für die Aufrechterhaltung der Herzgesundheit und kann das Risiko von Herzkrankheiten erheblich senken. Die Wahl der richtigen Nahrungsmittel beeinflusst nicht nur das Gewicht, sondern auch den Blutdruck, die Blutfettwerte und die allgemeine Gesundheit des Herz-Kreislauf-Systems. In diesem Abschnitt werden verschiedene gesunde Ernährungsweisen vorgestellt, die sich positiv auf das Herz auswirken können.

Ein zentraler Aspekt einer herzgesunden Ernährung ist der Verzehr von **lebensmittelreichen Ballaststoffen**. Diese finden sich in Vollkornprodukten, Obst und Gemüse und tragen dazu bei, den Cholesterinspiegel zu senken. Eine hohe Ballaststoffaufnahme fördert zudem die Verdauung und kann Übergewicht vorbeugen, was wiederum ein Risikofaktor für Herzkrankheiten ist.

Darüber hinaus sind **gesunde Fette**, wie sie in Nüssen, Samen, Avocados und fettem Fisch vorkommen, essenziell für eine ausgewogene Ernährung. Omega-3-Fettsäuren haben nachweislich entzündungshemmende Eigenschaften und können helfen, den Blutdruck zu regulieren sowie das Risiko von Arrhythmien zu verringern.

- **Obst und Gemüse:** Eine bunte Auswahl an frischem Obst und Gemüse liefert wichtige Vitamine, Mineralstoffe und Antioxidantien.
- **Vollkornprodukte:** Diese sind reich an Ballaststoffen und unterstützen eine gesunde Verdauung sowie einen stabilen Blutzuckerspiegel.
- **Mageres Protein:** Quellen wie Hülsenfrüchte, Geflügel oder fettarmer Joghurt sind wichtig für den Muskelaufbau ohne übermäßige Fettaufnahme.

Letztendlich sollte eine herzgesunde Ernährung nicht als kurzfristige Diät betrachtet werden, sondern als langfristiger Lebensstil. Durch bewusste Entscheidungen beim Essen kann jeder Einzelne aktiv zur Verbesserung seiner Herzgesundheit beitragen.

Neben der Auswahl geeigneter Lebensmittel ist auch die **Menge** entscheidend. Achtsames Essen hilft dabei, Überessen zu vermeiden. Es empfiehlt sich zudem, verarbeitete Lebensmittel mit hohem Zucker- und Salzgehalt zu reduzieren oder ganz zu meiden. Diese enthalten oft ungesunde Transfette und fördern Entzündungen im Körper.

6.2 Nährstoffe, die das Herz schützen

Die Ernährung spielt eine zentrale Rolle für die Gesundheit des Herzens, und bestimmte Nährstoffe sind besonders wichtig, um das Herz-Kreislauf-System zu schützen. Diese Nährstoffe tragen nicht nur zur Vorbeugung von Herzkrankheiten bei, sondern unterstützen auch die allgemeine Funktion des Herzens und verbessern die Lebensqualität.

Ein entscheidender Nährstoff ist **Omega-3-Fettsäuren**, die vor allem in fettem Fisch wie Lachs, Makrele und Sardinen vorkommen. Studien haben gezeigt, dass Omega-3-Fettsäuren entzündungshemmende Eigenschaften besitzen und helfen können, den Blutdruck zu senken sowie das Risiko von Arrhythmien zu verringern. Darüber hinaus fördern sie die Gesundheit der Blutgefäße und können dazu beitragen, den Cholesterinspiegel zu regulieren.

Ein weiterer wichtiger Nährstoff sind **Antioxidantien**, die in einer Vielzahl von Obst und Gemüse enthalten sind. Besonders reich an Antioxidantien sind Beeren, grünes Blattgemüse und Zitrusfrüchte. Diese Verbindungen neutralisieren freie Radikale im Körper, welche Zellschäden verursachen können. Ein hoher Konsum von Antioxidantien wird mit einem geringeren Risiko für Herzkrankheiten in Verbindung gebracht.

Ballaststoffe spielen ebenfalls eine wesentliche Rolle beim Schutz des Herzens. Sie finden sich in Vollkornprodukten, Hülsenfrüchten sowie Obst und Gemüse. Ballaststoffe helfen nicht nur dabei, den Cholesterinspiegel zu senken, sondern fördern auch ein gesundes Gewicht und stabilisieren den Blutzuckerspiegel. Eine ballaststoffreiche Ernährung kann somit das Risiko für Typ-2-Diabetes reduzieren – ein bekannter Risikofaktor für Herzkrankheiten.

Nicht zuletzt sind **Mikronährstoffe**, wie Magnesium und Kalium, entscheidend für eine gesunde Herzfunktion. Magnesium unterstützt die Muskelfunktion des Herzens und hilft bei der Regulierung des Blutdrucks. Kalium hingegen trägt zur Aufrechterhaltung eines gesunden Flüssigkeitshaushalts im Körper bei und kann helfen, Bluthochdruck vorzubeugen.

Insgesamt zeigt sich, dass eine ausgewogene Ernährung mit einer Vielzahl dieser schützenden Nährstoffe nicht nur präventiv wirkt, sondern auch aktiv zur Verbesserung der Herzgesundheit beiträgt.

6.3 Lebensmittel, die vermieden werden sollten

Die Wahl der richtigen Lebensmittel ist entscheidend für die Herzgesundheit. Während einige Nahrungsmittel das Herz schützen können, gibt es andere, die das Risiko von Herzkrankheiten erhöhen. Es ist wichtig, sich bewusst zu sein, welche Lebensmittel man meiden sollte, um das Herz-Kreislauf-System zu unterstützen und langfristige Gesundheit zu fördern.

Ein wesentlicher Punkt sind **gesättigte Fette**, die häufig in tierischen Produkten wie rotem Fleisch und Vollfett-Milchprodukten vorkommen. Diese Fette können den Cholesterinspiegel im Blut erhöhen und somit das Risiko für Arteriosklerose steigern. Stattdessen sollten ungesättigte Fette aus pflanzlichen Ölen oder Nüssen bevorzugt werden.

Ein weiterer kritischer Faktor sind **trans-Fette**, die oft in verarbeiteten Lebensmitteln wie Margarine, Backwaren und frittierten Speisen enthalten sind. Trans-Fette erhöhen nicht nur den LDL-Cholesterinspiegel (schlechtes Cholesterin), sondern senken auch den HDL-Cholesterinspiegel (gutes Cholesterin). Die Reduzierung des Konsums dieser Fette kann signifikant zur Verbesserung der Herzgesundheit beitragen.

Zuckerreiche Lebensmittel stellen ebenfalls ein großes Risiko dar. Zu viel Zucker kann zu Übergewicht führen, was wiederum Bluthochdruck und Diabetes begünstigt – beides erhebliche Risikofaktoren für Herzerkrankungen. Besonders versteckter Zucker in Softdrinks, Süßigkeiten und verarbeiteten Lebensmitteln sollte kritisch betrachtet werden.

- **Salz:** Ein hoher Salzkonsum kann Bluthochdruck verursachen. Verarbeitetes Essen enthält oft hohe Mengen an Natrium.
- **Verarbeitetes Fleisch:** Wurstwaren und andere verarbeitete Fleischprodukte sind reich an gesättigten Fetten und Konservierungsstoffen, die schädlich für das Herz sein können.
- **Kohlenhydratreiche Snacks:** Chips und ähnliche Snacks enthalten oft ungesunde Fette sowie hohe Mengen an Salz und Zucker.

Zusammenfassend lässt sich sagen, dass eine bewusste Ernährung mit dem Fokus auf frischen, unverarbeiteten Lebensmitteln nicht nur zur Vorbeugung von Herzerkrankungen beiträgt, sondern auch die allgemeine Lebensqualität verbessert. Indem man schädliche Lebensmittel meidet, kann jeder aktiv zur eigenen Gesundheit beitragen.

7
Bewegung und körperliche Aktivität

7.1 Empfohlene Bewegungsformen für die Herzgesundheit

Die Bedeutung von Bewegung und körperlicher Aktivität für die Herzgesundheit kann nicht hoch genug eingeschätzt werden. Regelmäßige körperliche Betätigung trägt entscheidend dazu bei, das Risiko von Herzkrankheiten zu senken und die allgemeine Lebensqualität zu verbessern. In diesem Abschnitt werden verschiedene Bewegungsformen vorgestellt, die sich besonders positiv auf das Herz-Kreislauf-System auswirken.

Eine der effektivsten Formen der Bewegung ist **Aerobic-Training**. Dazu zählen Aktivitäten wie Laufen, Radfahren, Schwimmen oder Tanzen. Diese Übungen fördern die Ausdauer und stärken das Herz, indem sie den Blutfluss erhöhen und den Sauerstofftransport im Körper verbessern. Studien zeigen, dass bereits 150 Minuten moderate Aerobic-Aktivität pro Woche signifikante Vorteile für die Herzgesundheit mit sich bringen können.

Zusätzlich zum Aerobic-Training ist **Krafttraining** ein wichtiger Bestandteil eines herzgesunden Lebensstils. Durch gezielte Übungen zur Stärkung der Muskulatur wird nicht nur der Stoffwechsel angekurbelt, sondern auch der Blutdruck gesenkt. Es wird empfohlen, mindestens zweimal pro Woche Krafttraining in den Trainingsplan einzubauen, um optimale Ergebnisse zu erzielen.

Flexibilitäts- und Gleichgewichtsübungen, wie Yoga oder Tai Chi, sind ebenfalls wertvoll für die Herzgesundheit. Diese Praktiken helfen nicht nur dabei, Stress abzubauen – ein bekannter Risikofaktor für Herzerkrankungen –, sondern fördern auch eine bessere Körperhaltung und Koordination. Die Integration solcher Übungen in den Alltag kann somit sowohl physische als auch psychische Vorteile bieten.

- Aerobic-Training: Laufen, Radfahren, Schwimmen
- Krafttraining: Gewichte heben oder Körpergewichtstraining
- Flexibilitätsübungen: Yoga oder Tai Chi

Insgesamt ist es wichtig, eine Vielzahl von Bewegungsformen in den Alltag zu integrieren. Dies fördert nicht nur die Motivation durch Abwechslung, sondern sorgt auch dafür, dass alle Aspekte der Fitness – Ausdauer, Kraft und Flexibilität – angesprochen werden. Ein aktiver Lebensstil ist somit ein Schlüssel zur Prävention von Herzkrankheiten und zur Förderung einer langfristigen Gesundheit.

7.2 Die Rolle von Sport im Alltag

Sport spielt eine entscheidende Rolle in unserem täglichen Leben und hat weitreichende Auswirkungen auf unsere physische und psychische Gesundheit. In einer Zeit, in der Bewegungsmangel zunehmend zu einem Gesundheitsrisiko wird, ist es wichtig, die Integration von sportlichen Aktivitäten in den Alltag zu fördern. Regelmäßige Bewegung kann nicht nur das Risiko chronischer Erkrankungen senken, sondern auch das allgemeine Wohlbefinden steigern.

Ein zentraler Aspekt der Alltagsintegration von Sport ist die Förderung eines aktiven Lebensstils durch einfache Maßnahmen. Dazu gehört beispielsweise das Gehen oder Radfahren zur Arbeit anstelle des Autos oder die Nutzung von Treppen statt Aufzügen. Solche kleinen Veränderungen können sich summieren und signifikante gesundheitliche Vorteile mit sich bringen. Studien zeigen, dass bereits 30 Minuten moderate körperliche Aktivität pro Tag ausreichen, um die Gesundheit nachhaltig zu verbessern.

Darüber hinaus hat Sport auch eine soziale Dimension. Gemeinsame sportliche Aktivitäten fördern den Zusammenhalt und stärken zwischenmenschliche Beziehungen. Ob im Vereinssport oder bei gemeinsamen Fitnesskursen – der soziale Kontakt während des Sports kann helfen, Stress abzubauen und das emotionale Wohlbefinden zu steigern. Dies ist besonders wichtig in einer Gesellschaft, in der Isolation und Einsamkeit zunehmen.

Ein weiterer wichtiger Punkt ist die positive Wirkung von Sport auf die mentale Gesundheit. Regelmäßige körperliche Betätigung kann Symptome von Angstzuständen und Depressionen lindern und trägt zur Verbesserung der Stimmung bei. Die Ausschüttung von Endorphinen während des Sports führt oft zu einem Gefühl der Zufriedenheit und des Glücks, was wiederum motiviert, aktiv zu bleiben.

Zusammenfassend lässt sich sagen, dass Sport im Alltag nicht nur einen Beitrag zur physischen Fitness leistet, sondern auch essenziell für das psychische Wohlbefinden ist. Die Schaffung eines Umfelds, das Bewegung fördert – sei es durch Infrastruktur oder gesellschaftliche Akzeptanz – sollte daher ein zentrales Ziel sein, um die Lebensqualität aller Menschen nachhaltig zu verbessern.

7.3 Motivation zur regelmäßigen Bewegung

Die Motivation zur regelmäßigen Bewegung ist ein entscheidender Faktor für die Förderung eines aktiven Lebensstils und die langfristige Aufrechterhaltung körperlicher Aktivität. In einer Welt, in der viele Menschen mit Zeitmangel und Stress konfrontiert sind, ist es wichtig, Strategien zu entwickeln, die helfen, die intrinsische und extrinsische Motivation zu steigern.

Ein zentraler Aspekt der Motivation ist das Setzen realistischer Ziele. Wenn Menschen klare, erreichbare Ziele formulieren – sei es das Erreichen einer bestimmten Anzahl von Schritten pro Tag oder das Absolvieren eines Fitnesskurses – erhöht sich die Wahrscheinlichkeit, dass sie aktiv bleiben. Diese Ziele sollten spezifisch, messbar und zeitgebunden sein. Ein Beispiel könnte sein: „Ich möchte in den nächsten drei Monaten dreimal pro Woche joggen gehen." Solche Zielsetzungen geben nicht nur eine Richtung vor, sondern fördern auch ein Gefühl der Erfüllung bei deren Erreichung.

Ein weiterer wichtiger Motivationsfaktor ist die soziale Unterstützung. Die Teilnahme an Gruppenaktivitäten oder Sportvereinen kann nicht nur den Spaßfaktor erhöhen, sondern auch den sozialen Druck verstärken, aktiv zu bleiben. Studien zeigen, dass Menschen eher regelmäßig trainieren, wenn sie Teil einer Gemeinschaft sind oder einen Trainingspartner haben. Gemeinsame Aktivitäten schaffen zudem eine positive Atmosphäre und fördern den Austausch von Erfahrungen und Erfolgen.

Zusätzlich spielt die Selbstwirksamkeit eine bedeutende Rolle in der Bewegungsmotivation. Das Vertrauen in die eigenen Fähigkeiten kann durch kleine Erfolge gestärkt werden. Wenn jemand beispielsweise merkt, dass er nach einigen Wochen des Trainings fitter wird oder mehr Ausdauer hat, motiviert dies oft dazu, weiterzumachen. Positive Rückmeldungen von Freunden oder Trainern können diesen Effekt zusätzlich verstärken.

Schließlich sollte auch das Vergnügen an der Bewegung nicht unterschätzt werden. Die Wahl von Aktivitäten, die Freude bereiten – sei es Tanzen, Schwimmen oder Radfahren – kann entscheidend dafür sein, ob jemand langfristig aktiv bleibt. Wenn Bewegung als angenehm empfunden wird und nicht als lästige Pflicht gilt, steigt die Wahrscheinlichkeit erheblich, dass sie regelmäßig praktiziert wird.

8
Stressmanagement und psychische Gesundheit

8.1 Auswirkungen von Stress auf das Herz

Stress ist ein weit verbreitetes Phänomen in der modernen Gesellschaft und hat tiefgreifende Auswirkungen auf die körperliche Gesundheit, insbesondere auf das Herz-Kreislauf-System. Die Verbindung zwischen Stress und Herzgesundheit ist komplex und wird durch verschiedene physiologische Mechanismen vermittelt. Ein erhöhtes Stressniveau kann zu einer Vielzahl von kardiovaskulären Problemen führen, die sowohl akute als auch chronische Folgen haben können.

Wenn der Körper unter Stress steht, schüttet er Hormone wie Adrenalin und Cortisol aus. Diese Hormone erhöhen die Herzfrequenz und den Blutdruck, was kurzfristig eine erhöhte Leistungsfähigkeit ermöglicht. Langfristig jedoch kann dieser Zustand zu einer Überlastung des Herzens führen. Studien zeigen, dass Menschen mit chronischem Stress ein höheres Risiko für Bluthochdruck, Arteriosklerose und letztlich Herzinfarkte haben.

Ein weiterer wichtiger Aspekt ist die Rolle von Stress bei der Entstehung von ungesunden Verhaltensweisen. Viele Menschen neigen dazu, in stressigen Zeiten weniger auf ihre Ernährung zu achten oder sich weniger zu bewegen. Dies kann zu Übergewicht und weiteren Risikofaktoren für Herzkrankheiten führen. Zudem kann Stress auch Schlafstörungen verursachen, was wiederum negative Auswirkungen auf die Herzgesundheit hat.

Die psychologischen Aspekte des Stresses sind ebenfalls nicht zu vernachlässigen. Angstzustände und Depressionen sind häufige Begleiter von chronischem Stress und können direkt zur Verschlechterung der kardiovaskulären Gesundheit beitragen. Es gibt Hinweise darauf, dass psychische Erkrankungen mit einem erhöhten Risiko für koronare Herzerkrankungen verbunden sind.

Um den negativen Auswirkungen von Stress auf das Herz entgegenzuwirken, sind präventive Maßnahmen entscheidend. Techniken wie Achtsamkeitstraining, regelmäßige körperliche Aktivität sowie soziale Unterstützung können helfen, den Stresspegel zu senken und somit das Risiko für herzbedingte Erkrankungen zu reduzieren. Eine gesunde Lebensweise kombiniert mit einem bewussten Umgang mit Stress ist daher unerlässlich für die Erhaltung einer guten Herzgesundheit.

8.2 Techniken zur Stressbewältigung

Stressbewältigung ist ein entscheidender Aspekt der psychischen Gesundheit und spielt eine wesentliche Rolle bei der Aufrechterhaltung des allgemeinen Wohlbefindens. In einer Welt, die von ständigem Druck und hohen Erwartungen geprägt ist, sind effektive Techniken zur Stressbewältigung unerlässlich, um sowohl körperliche als auch geistige Gesundheit zu fördern.

Eine der bekanntesten Methoden zur Stressbewältigung ist die **Achtsamkeit**. Diese Technik beinhaltet das bewusste Wahrnehmen des gegenwärtigen Moments ohne Urteil. Achtsamkeitsmeditation kann helfen, den Geist zu beruhigen und negative Gedankenmuster zu durchbrechen. Studien zeigen, dass regelmäßige Achtsamkeitspraxis nicht nur das Stressniveau senkt, sondern auch die emotionale Resilienz stärkt.

Ein weiterer wichtiger Ansatz ist die **körperliche Aktivität**. Sport setzt Endorphine frei, die als natürliche Stimmungsaufheller wirken. Ob es sich um Joggen, Yoga oder einfaches Spazierengehen handelt – jede Form von Bewegung kann helfen, Spannungen abzubauen und den Kopf freizubekommen. Zudem fördert regelmäßige Bewegung einen gesunden Schlaf, was wiederum einen positiven Einfluss auf die Stressbewältigung hat.

Soziale Unterstützung spielt ebenfalls eine zentrale Rolle im Umgang mit Stress. Der Austausch mit Freunden oder Familie kann emotionale Entlastung bieten und hilft dabei, Perspektiven zu wechseln. Soziale Netzwerke fungieren als Puffer gegen stressige Lebensereignisse und tragen dazu bei, das Gefühl der Isolation zu verringern.

Nicht zuletzt sind **Entspannungstechniken**, wie progressive Muskelentspannung oder Atemübungen, wertvolle Werkzeuge zur Stressreduktion. Diese Methoden zielen darauf ab, körperliche Spannungen abzubauen und den Geist zu beruhigen. Durch gezielte Atemtechniken können Menschen lernen, in stressigen Situationen ruhiger zu bleiben und ihre Reaktionen besser zu steuern.

Zusammenfassend lässt sich sagen, dass eine Kombination aus Achtsamkeitstraining, körperlicher Aktivität sowie sozialer Unterstützung und Entspannungstechniken eine umfassende Strategie zur effektiven Stressbewältigung darstellt. Die Implementierung dieser Techniken in den Alltag kann nicht nur helfen, akuten Stress abzubauen, sondern auch langfristig die psychische Gesundheit stärken.

8.3 Die Verbindung zwischen mentaler und physischer Gesundheit

Die Wechselwirkungen zwischen mentaler und physischer Gesundheit sind komplex und vielschichtig. Eine gesunde Psyche trägt maßgeblich zu einem robusten körperlichen Wohlbefinden bei, während umgekehrt körperliche Erkrankungen oft negative Auswirkungen auf die psychische Verfassung haben können. Diese wechselseitige Beziehung ist entscheidend für das Verständnis von Gesundheitsförderung und Krankheitsprävention.

Ein zentrales Element dieser Verbindung ist der Einfluss von Stress auf den Körper. Chronischer Stress kann zu einer Vielzahl von physischen Beschwerden führen, darunter Herz-Kreislauf-Erkrankungen, Magen-Darm-Probleme und ein geschwächtes Immunsystem. Studien zeigen, dass Menschen mit hohem Stresslevel anfälliger für Krankheiten sind, was verdeutlicht, wie wichtig es ist, mentale Belastungen zu bewältigen.

Umgekehrt kann eine gute körperliche Gesundheit auch die psychische Stabilität fördern. Regelmäßige Bewegung hat sich als äußerst effektiv erwiesen, um Symptome von Angstzuständen und Depressionen zu lindern. Sport setzt Endorphine frei – chemische Botenstoffe im Gehirn, die das Wohlbefinden steigern. Darüber hinaus verbessert körperliche Aktivität den Schlaf und erhöht das Energieniveau, was wiederum positive Effekte auf die Stimmung hat.

Ein weiterer Aspekt dieser Verbindung ist die Rolle der Ernährung. Eine ausgewogene Ernährung unterstützt nicht nur die körperliche Gesundheit, sondern hat auch einen direkten Einfluss auf die geistige Verfassung. Nährstoffe wie Omega-3-Fettsäuren und Antioxidantien sind bekannt dafür, dass sie das Risiko für psychische Erkrankungen senken können. Eine gesunde Ernährung fördert somit sowohl das körperliche als auch das seelische Wohlbefinden.

Zusammenfassend lässt sich sagen, dass die enge Verbindung zwischen mentaler und physischer Gesundheit nicht ignoriert werden darf. Ein ganzheitlicher Ansatz zur Gesundheitsförderung sollte beide Aspekte berücksichtigen: Die Förderung der psychischen Resilienz durch Stressbewältigungstechniken sowie die Stärkung des Körpers durch regelmäßige Bewegung und gesunde Ernährung sind unerlässlich für ein umfassendes Wohlbefinden.

9
Neueste medizinische Fortschritte in der Kardiologie

9.1 Innovative Behandlungsmethoden

Die Kardiologie hat in den letzten Jahren bemerkenswerte Fortschritte gemacht, die das Potenzial haben, die Behandlung von Herzkrankheiten grundlegend zu verändern. Innovative Behandlungsmethoden sind entscheidend, um die Lebensqualität der Patienten zu verbessern und die Sterblichkeitsrate durch Herz-Kreislauf-Erkrankungen zu senken. Diese neuen Ansätze reichen von minimalinvasiven Verfahren bis hin zu personalisierten Therapien, die auf den individuellen genetischen Profilen der Patienten basieren.

Ein herausragendes Beispiel für innovative Behandlungsmethoden ist die Verwendung von **transkatheterer Aortenklappenimplantation (TAVI)**. Dieses Verfahren ermöglicht es Ärzten, eine neue Klappe über ein Katheter einzuführen, ohne dass eine offene Herzoperation erforderlich ist. TAVI hat sich als besonders vorteilhaft für ältere Patienten erwiesen, bei denen das Risiko einer herkömmlichen Operation hoch ist. Studien zeigen, dass TAVI nicht nur sicherer ist, sondern auch mit besseren Ergebnissen hinsichtlich der Lebensqualität verbunden ist.

Ein weiterer vielversprechender Ansatz sind **stammzellbasierte Therapien**, die darauf abzielen, geschädigtes Herzgewebe zu regenerieren. Durch die Injektion von Stammzellen in das Herz können Forscher versuchen, das Wachstum neuer Blutgefäße und Herzmuskelzellen anzuregen. Erste klinische Studien zeigen ermutigende Ergebnisse hinsichtlich der Verbesserung der Herzfunktion und der Reduzierung von Symptomen bei Patienten mit chronischer Herzinsuffizienz.

Zudem gewinnt die **digitale Gesundheitsüberwachung** zunehmend an Bedeutung in der Kardiologie. Tragbare Technologien wie Smartwatches und Fitness-Tracker ermöglichen es Patienten, ihre Vitalzeichen kontinuierlich zu überwachen und potenzielle Probleme frühzeitig zu erkennen. Diese Daten können Ärzten helfen, personalisierte Behandlungspläne zu entwickeln und rechtzeitig auf Veränderungen im Gesundheitszustand ihrer Patienten zu reagieren.

Zusammenfassend lässt sich sagen, dass innovative Behandlungsmethoden in der Kardiologie nicht nur neue Hoffnung für Patienten bieten, sondern auch einen Paradigmenwechsel in der Art und Weise darstellen, wie Herzkrankheiten diagnostiziert und behandelt werden. Die Kombination aus technologischen Fortschritten und einem tieferen Verständnis der Krankheitsmechanismen wird weiterhin dazu beitragen, bessere Ergebnisse für Menschen mit Herzerkrankungen zu erzielen.

9.2 Technologische Entwicklungen in der Diagnostik

Die Fortschritte in der Diagnostik haben die Kardiologie revolutioniert und ermöglichen eine frühzeitige Erkennung sowie eine präzisere Überwachung von Herzkrankheiten. Diese technologischen Entwicklungen sind entscheidend, um die Behandlungsergebnisse zu verbessern und die Lebensqualität der Patienten zu steigern. Insbesondere innovative bildgebende Verfahren, tragbare Technologien und künstliche Intelligenz spielen eine zentrale Rolle in diesem Bereich.

Ein herausragendes Beispiel für technologische Innovationen ist die **3D-Echokardiographie**, die es Ärzten ermöglicht, das Herz in drei Dimensionen darzustellen. Diese Technik verbessert nicht nur die Visualisierung von Herzstrukturen, sondern auch die Beurteilung von Herzerkrankungen wie Klappenfehlern oder angeborenen Herzfehlern. Durch den Einsatz dieser Technologie können Ärzte präzisere Diagnosen stellen und individuelle Behandlungspläne entwickeln.

Zusätzlich gewinnen **tragbare Geräte**, wie Smartwatches und Fitness-Tracker, zunehmend an Bedeutung in der kardiologischen Diagnostik. Diese Geräte ermöglichen es Patienten, ihre Vitalzeichen kontinuierlich zu überwachen, einschließlich Herzfrequenz und Aktivitätslevel. Die gesammelten Daten können Ärzten helfen, potenzielle Probleme frühzeitig zu erkennen und rechtzeitig einzugreifen. Ein Beispiel hierfür ist die Verwendung von Smartwatches zur Erkennung von Vorhofflimmern, einer häufigen Arrhythmie, die oft asymptomatisch verläuft.

Ein weiterer bedeutender Fortschritt ist der Einsatz von **Künstlicher Intelligenz (KI)** in der Bilddiagnostik. KI-Algorithmen können große Mengen an Bilddaten analysieren und Muster erkennen, die für das menschliche Auge möglicherweise nicht sichtbar sind. Dies führt zu schnelleren und genaueren Diagnosen bei Erkrankungen wie Koronararterienerkrankungen oder Myokarditis. Studien zeigen bereits vielversprechende Ergebnisse hinsichtlich der Genauigkeit von KI-gestützten Diagnosewerkzeugen im Vergleich zu traditionellen Methoden.

Zusammenfassend lässt sich sagen, dass technologische Entwicklungen in der Diagnostik einen wesentlichen Beitrag zur Verbesserung der kardiologischen Versorgung leisten. Die Kombination aus fortschrittlichen bildgebenden Verfahren, tragbaren Technologien und KI eröffnet neue Möglichkeiten für eine personalisierte Medizin und trägt dazu bei, dass Patienten schneller behandelt werden können.

9.3 Zukünftige Trends in der kardiologischen Forschung

Die kardiologische Forschung steht an der Schwelle zu einer neuen Ära, die durch technologische Innovationen und ein vertieftes Verständnis der Herzkrankheiten geprägt ist. Zukünftige Trends werden nicht nur die Diagnostik und Behandlung von Herzerkrankungen revolutionieren, sondern auch die Prävention und das Management von Risikofaktoren erheblich verbessern.

Ein zentraler Trend ist die **Personalisierte Medizin**, die auf genetischen, molekularen und umweltbedingten Faktoren basiert. Durch Fortschritte in der Genomforschung können Ärzte maßgeschneiderte Behandlungsansätze entwickeln, die auf den individuellen genetischen Profilen ihrer Patienten basieren. Dies könnte insbesondere bei der Behandlung von Erkrankungen wie Herzinsuffizienz oder koronarer Herzkrankheit von Bedeutung sein, wo eine standardisierte Therapie oft nicht ausreicht.

Ein weiterer vielversprechender Bereich ist die **Telemedizin**, die es ermöglicht, Patienten aus der Ferne zu überwachen und zu betreuen. Mit Hilfe von tragbaren Technologien können Vitalparameter kontinuierlich erfasst werden, was eine frühzeitige Intervention bei sich abzeichnenden Problemen ermöglicht. Diese Entwicklung wird besonders für ältere Patienten oder solche mit chronischen Erkrankungen von Vorteil sein, da sie häufig Schwierigkeiten haben, regelmäßig Arztbesuche wahrzunehmen.

Zudem wird erwartet, dass **Künstliche Intelligenz (KI)** eine noch größere Rolle in der kardiologischen Forschung spielen wird. KI-gestützte Algorithmen könnten nicht nur zur Analyse großer Datenmengen eingesetzt werden, sondern auch zur Vorhersage des Krankheitsverlaufs und zur Identifizierung neuer therapeutischer Ansätze. Beispielsweise könnten Machine-Learning-Modelle helfen, Risikofaktoren für Herz-Kreislauf-Erkrankungen präziser zu identifizieren als traditionelle Methoden.

Schließlich wird auch das Thema **Regenerative Medizin**, insbesondere durch den Einsatz von Stammzellen zur Reparatur geschädigter Herzgewebe, zunehmend an Bedeutung gewinnen. Die Möglichkeit, beschädigte Myokardgewebe nach einem Herzinfarkt wiederherzustellen oder neue Blutgefäße zu bilden, könnte einen Paradigmenwechsel in der Behandlung schwerer Herzerkrankungen darstellen.

Zusammenfassend lässt sich sagen, dass zukünftige Trends in der kardiologischen Forschung vielversprechende Perspektiven bieten. Die Kombination aus personalisierter Medizin, Telemedizin sowie dem Einsatz von KI und regenerativer Medizin könnte dazu beitragen, die Lebensqualität von Patienten mit Herz-Kreislauf-Erkrankungen erheblich zu verbessern.

10
Medikamente zur Behandlung von Herzkrankheiten

10.1 Arten von kardiovaskulären Medikamenten

Die Behandlung von Herzkrankheiten erfordert eine differenzierte Herangehensweise, die auf den spezifischen Bedürfnissen der Patienten basiert. Kardiovaskuläre Medikamente spielen dabei eine zentrale Rolle, da sie helfen, das Risiko von Komplikationen zu reduzieren und die Lebensqualität der Betroffenen zu verbessern. In diesem Abschnitt werden die verschiedenen Arten von kardiovaskulären Medikamenten näher beleuchtet, um ein besseres Verständnis für deren Wirkungsweise und Anwendung zu vermitteln.

Eine der Hauptkategorien sind **Antihypertensiva**, die zur Senkung des Blutdrucks eingesetzt werden. Diese Medikamente sind entscheidend für Patienten mit Bluthochdruck, einem wesentlichen Risikofaktor für Herzinfarkte und Schlaganfälle. Zu den gängigen Klassen gehören ACE-Hemmer, Angiotensin-II-Rezeptorblocker (ARBs) und Betablocker. Jeder dieser Substanzen hat unterschiedliche Wirkmechanismen und Nebenwirkungen, was eine individuelle Anpassung an den Patienten erforderlich macht.

Ein weiterer wichtiger Bereich sind **Antikoagulanzien**, die das Risiko von Blutgerinnseln verringern. Diese Medikamente sind besonders relevant für Patienten mit Vorhofflimmern oder nach bestimmten chirurgischen Eingriffen am Herzen. Beispiele hierfür sind Warfarin und neuere orale Antikoagulanzien wie Apixaban oder Rivaroxaban, die weniger Überwachung erfordern und oft besser verträglich sind.

Lipid-senkende Medikamente, insbesondere Statine, spielen ebenfalls eine bedeutende Rolle in der Prävention von Herz-Kreislauf-Erkrankungen. Sie senken den Cholesterinspiegel im Blut und tragen dazu bei, Arteriosklerose vorzubeugen. Neuere Ansätze beinhalten auch PCSK9-Inhibitoren, die sich als sehr effektiv erwiesen haben, insbesondere bei Patienten mit familiärer Hypercholesterinämie.

Zusätzlich gibt es **Nitroglycerin**-haltige Medikamente zur Linderung angina pectoris (Brustschmerzen), welche durch eine vorübergehende Minderdurchblutung des Herzens verursacht wird. Diese Medikamente erweitern die Blutgefäße und verbessern so die Durchblutung des Herzmuskels.

Insgesamt ist es wichtig zu betonen, dass jede Klasse von kardiovaskulären Medikamenten spezifische Indikationen hat und ihre Anwendung stets unter ärztlicher Aufsicht erfolgen sollte. Die richtige Kombination dieser Arzneimittel kann entscheidend sein für den Behandlungserfolg und die Verbesserung der Prognose bei Herzpatienten.

10.2 Nebenwirkungen und Wechselwirkungen

Die Behandlung von Herzkrankheiten mit kardiovaskulären Medikamenten ist oft unerlässlich, jedoch können die damit verbundenen **Nebenwirkungen** und **Wechselwirkungen** erhebliche Herausforderungen für Patienten und Ärzte darstellen. Ein tiefes Verständnis dieser Aspekte ist entscheidend, um die Sicherheit und Wirksamkeit der Therapie zu gewährleisten.

Nebenwirkungen sind unerwünschte Effekte, die bei der Einnahme von Medikamenten auftreten können. Bei kardiovaskulären Arzneimitteln variieren diese je nach Wirkstoffklasse erheblich. Beispielsweise können **Betablocker** Müdigkeit, Schwindel oder sexuelle Dysfunktion verursachen, während **ACE-Hemmer** häufig Husten oder Angioödeme hervorrufen. Diese Nebenwirkungen können nicht nur das Wohlbefinden des Patienten beeinträchtigen, sondern auch zu einer schlechten Therapietreue führen.

Zudem sind Wechselwirkungen zwischen verschiedenen Medikamenten ein kritisches Thema in der kardiologischen Praxis. Viele Patienten mit Herzkrankheiten nehmen mehrere Medikamente gleichzeitig ein, was das Risiko von Wechselwirkungen erhöht. Zum Beispiel kann die gleichzeitige Einnahme von **Antikoagulanzien**, wie Warfarin, und bestimmten Schmerzmitteln das Blutungsrisiko signifikant erhöhen. Auch die Kombination von Statinen mit anderen Lipidsenkern kann zu einer erhöhten Wahrscheinlichkeit von Muskelschäden führen.

Ein weiteres Beispiel sind die Wechselwirkungen zwischen Antihypertensiva und Diuretika; hier kann es zu einem übermäßigen Blutdruckabfall kommen, was potenziell gefährlich sein kann. Daher ist eine sorgfältige Überwachung und Anpassung der Medikation notwendig, um solche Risiken zu minimieren.

Letztlich erfordert die Berücksichtigung von Nebenwirkungen und Wechselwirkungen eine enge Zusammenarbeit zwischen Arzt und Patient. Regelmäßige Nachsorgeuntersuchungen sowie offene Gespräche über alle eingenommenen Medikamente sind entscheidend für eine sichere Therapie. Die Aufklärung der Patienten über mögliche Nebenwirkungen kann zudem dazu beitragen, Ängste abzubauen und die Akzeptanz der Behandlung zu fördern.

10.3 Bedeutung der Medikationseinhaltung

Die Medikationseinhaltung, auch bekannt als Therapietreue oder Adhärenz, spielt eine entscheidende Rolle in der Behandlung von Herzkrankheiten. Sie bezieht sich auf das Ausmaß, in dem Patienten die verschriebenen Medikamente gemäß den Anweisungen ihrer Ärzte einnehmen. Eine hohe Medikationseinhaltung ist essenziell für den Therapieerfolg und kann signifikant zur Verbesserung der Lebensqualität und zur Reduzierung von Komplikationen beitragen.

Ein zentrales Problem bei der Medikationseinhaltung ist die Vielzahl an Faktoren, die sie beeinflussen können. Dazu gehören unter anderem das Verständnis des Patienten über seine Erkrankung und die Notwendigkeit der Medikation, mögliche Nebenwirkungen sowie finanzielle Aspekte. Studien zeigen, dass Patienten oft Schwierigkeiten haben, die Wichtigkeit ihrer Medikamente zu erkennen, insbesondere wenn sie sich besser fühlen oder keine akuten Symptome verspüren. Dies kann dazu führen, dass sie ihre Medikamente unregelmäßig einnehmen oder sogar ganz absetzen.

Ein weiterer wichtiger Aspekt ist die Kommunikation zwischen Arzt und Patient. Eine offene und vertrauensvolle Beziehung kann dazu beitragen, dass Patienten Fragen stellen und Bedenken äußern können. Wenn Ärzte ihren Patienten die Wirkungsweise der Medikamente sowie mögliche Nebenwirkungen verständlich erklären, sind diese eher bereit, ihre Therapie konsequent einzuhalten. Zudem können regelmäßige Nachsorgeuntersuchungen helfen, Probleme frühzeitig zu identifizieren und Lösungen anzubieten.

- Patientenschulungen: Aufklärung über Herzkrankheiten und deren Behandlung kann das Bewusstsein für die Notwendigkeit einer kontinuierlichen Medikation schärfen.
- Einsatz von Erinnerungs-Apps: Technologische Hilfsmittel können Patienten unterstützen, ihre Einnahmezeiten im Blick zu behalten.
- Soziale Unterstützung: Die Einbindung von Familienmitgliedern oder Freunden in den Behandlungsprozess kann motivierend wirken.

Letztlich zeigt sich, dass eine gute Medikationseinhaltung nicht nur für den individuellen Therapieerfolg entscheidend ist, sondern auch für das gesamte Gesundheitssystem von Bedeutung sein kann. Durch die Vermeidung von Krankenhausaufenthalten aufgrund unbehandelter Komplikationen lassen sich erhebliche Kosten einsparen. Daher sollte die Förderung der Therapietreue einen zentralen Bestandteil jeder kardiologischen Behandlung darstellen.

11
Experteninterviews zu Herzenfragen

11.1 Einblicke von Kardiologen

Die Perspektiven von Kardiologen sind entscheidend, um ein umfassendes Verständnis für die Herausforderungen und Chancen im Bereich der Herzgesundheit zu gewinnen. Diese Fachärzte stehen an vorderster Front der Diagnostik und Behandlung von Herzkrankheiten und können wertvolle Einblicke in die aktuellen Trends, Herausforderungen und Fortschritte in der Kardiologie bieten.

Kardiologen betonen häufig die Bedeutung einer frühzeitigen Erkennung von Risikofaktoren. Viele Patienten sind sich nicht bewusst, dass sie unter Bedingungen wie Bluthochdruck oder erhöhten Cholesterinwerten leiden, die das Risiko für Herzinfarkte erheblich steigern können. Regelmäßige Vorsorgeuntersuchungen sind daher unerlässlich. In den letzten Jahren hat sich gezeigt, dass auch jüngere Menschen zunehmend betroffen sind, was eine Anpassung der Präventionsstrategien erforderlich macht.

Ein weiterer wichtiger Aspekt ist die Rolle des Lebensstils bei der Herzgesundheit. Kardiologen empfehlen eine ausgewogene Ernährung, regelmäßige körperliche Aktivität und Stressmanagement als grundlegende Maßnahmen zur Risikominderung. Neueste Studien zeigen, dass mediterrane Diäten mit hohem Anteil an Obst, Gemüse und gesunden Fetten signifikante Vorteile für das Herz-Kreislauf-System bieten können.

Darüber hinaus beleuchten Experteninterviews oft den Einfluss psychologischer Faktoren auf die Herzgesundheit. Stress, Depressionen und Angstzustände können nicht nur das allgemeine Wohlbefinden beeinträchtigen, sondern auch direkt mit einem erhöhten Risiko für kardiovaskuläre Erkrankungen verbunden sein. Die Integration psychologischer Unterstützung in die kardiologische Versorgung wird zunehmend als notwendig erachtet.

Schließlich ist es wichtig zu erwähnen, dass technologische Innovationen wie Telemedizin und tragbare Technologien (Wearables) neue Möglichkeiten zur Überwachung der Herzgesundheit eröffnen. Diese Entwicklungen ermöglichen es Ärzten, Patienten besser zu betreuen und präventive Maßnahmen effektiver umzusetzen.

Insgesamt bieten die Einblicke von Kardiologen nicht nur wertvolle Informationen über bestehende Risiken und Behandlungsansätze, sondern motivieren auch dazu, aktiv Verantwortung für die eigene Gesundheit zu übernehmen.

11.2 Erfahrungen aus der Patientenperspektive

Die Erfahrungen von Patienten mit Herzkrankheiten sind von entscheidender Bedeutung, um ein umfassendes Bild der Herausforderungen und Bedürfnisse in der kardiologischen Versorgung zu erhalten. Diese Perspektive ermöglicht es, die medizinische Behandlung nicht nur aus einer klinischen Sicht zu betrachten, sondern auch die emotionalen und sozialen Aspekte zu berücksichtigen, die für die Lebensqualität der Betroffenen entscheidend sind.

Ein zentrales Thema in den Interviews mit Patienten ist das Gefühl der Unsicherheit und Angst, das oft mit einer Herzdiagnose einhergeht. Viele berichten von einem plötzlichen Umdenken über ihre Gesundheit und Lebensweise. Die Diagnose kann als Schock empfunden werden, was dazu führt, dass Patienten sich intensiver mit ihrer eigenen Sterblichkeit auseinandersetzen müssen. Diese emotionale Belastung wird häufig durch unzureichende Informationen über die Erkrankung verstärkt. Patienten wünschen sich mehr Aufklärung über ihre spezifische Situation sowie über mögliche Behandlungsoptionen.

Darüber hinaus spielt die Unterstützung durch Familie und Freunde eine wesentliche Rolle im Heilungsprozess. Viele Patienten betonen, wie wichtig es ist, ein starkes soziales Netzwerk zu haben, das sie während ihrer Behandlung unterstützt. Dies kann nicht nur emotionale Stabilität bieten, sondern auch zur Einhaltung von Therapieplänen beitragen. In diesem Zusammenhang wird auch die Rolle von Selbsthilfegruppen hervorgehoben, in denen Betroffene Erfahrungen austauschen und sich gegenseitig motivieren können.

Ein weiterer wichtiger Aspekt ist die Wahrnehmung der Kommunikation zwischen Arzt und Patient. Viele Teilnehmer an den Interviews äußerten den Wunsch nach einer offeneren Kommunikation mit ihren behandelnden Ärzten. Sie möchten aktiv in Entscheidungen über ihre Behandlung einbezogen werden und fühlen sich oft besser informiert und sicherer, wenn sie Fragen stellen können oder wenn Ärzte Zeit für persönliche Gespräche aufbringen.

Zusammenfassend lässt sich sagen, dass die Erfahrungen aus der Patientenperspektive wertvolle Erkenntnisse liefern können, um die kardiologische Versorgung zu verbessern. Indem man auf diese Stimmen hört und deren Bedürfnisse ernst nimmt, kann eine patientenzentrierte Versorgung gefördert werden, die sowohl medizinische als auch psychosoziale Aspekte berücksichtigt.

11.3 Empfehlungen von Fachleuten

Die Empfehlungen von Fachleuten sind entscheidend, um die kardiologische Versorgung zu optimieren und den Bedürfnissen der Patienten gerecht zu werden. Diese Experten, darunter Kardiologen, Psychologen und Pflegekräfte, bringen wertvolle Perspektiven ein, die über die rein medizinische Behandlung hinausgehen. Ihre Einsichten können dazu beitragen, eine ganzheitliche Betreuung zu gewährleisten, die sowohl körperliche als auch emotionale Aspekte berücksichtigt.

Ein zentrales Anliegen vieler Fachleute ist die Verbesserung der Kommunikation zwischen Ärzten und Patienten. Es wird empfohlen, regelmäßige Schulungen für Ärzte anzubieten, um ihre kommunikativen Fähigkeiten zu stärken. Eine offene und empathische Kommunikation kann das Vertrauen der Patienten in ihre Behandler erhöhen und sie ermutigen, aktiv an ihrer Behandlung teilzunehmen. Dies könnte durch Workshops oder Rollenspiele geschehen, in denen Ärzte lernen, wie sie komplexe medizinische Informationen verständlich vermitteln können.

Darüber hinaus betonen Experten die Bedeutung von interdisziplinären Teams in der kardiologischen Versorgung. Die Zusammenarbeit zwischen Kardiologen, Ernährungsberatern und Psychologen kann dazu führen, dass Patienten umfassender betreut werden. Ein solches Team könnte beispielsweise gemeinsam individuelle Therapiepläne entwickeln, die nicht nur medikamentöse Behandlungen umfassen, sondern auch Lebensstiländerungen und psychologische Unterstützung berücksichtigen.

Ein weiterer wichtiger Aspekt ist die Förderung von Selbstmanagement-Programmen für Patienten mit Herzkrankheiten. Fachleute empfehlen die Implementierung von Programmen zur Gesundheitsbildung, in denen Patienten lernen können, ihre Erkrankung besser zu verstehen und aktiv Einfluss auf ihren Heilungsprozess zu nehmen. Solche Programme könnten Informationen über Ernährung, Bewegung und Stressbewältigung beinhalten und den Austausch mit anderen Betroffenen fördern.

Zusammenfassend lässt sich sagen, dass die Empfehlungen von Fachleuten einen wesentlichen Beitrag zur Verbesserung der kardiologischen Versorgung leisten können. Durch gezielte Schulungen für Ärzte sowie durch interdisziplinäre Ansätze und Selbstmanagement-Programme kann eine patientenzentrierte Versorgung gefördert werden, die den individuellen Bedürfnissen der Betroffenen Rechnung trägt.

12
Fallstudien erfolgreicher Prävention

12.1 Inspirierende Geschichten von Betroffenen

Die Geschichten von Menschen, die erfolgreich gegen Herzkrankheiten gekämpft haben, sind nicht nur inspirierend, sondern auch lehrreich. Sie zeigen auf eindrucksvolle Weise, wie individuelle Entscheidungen und Lebensstiländerungen das Risiko für Herzinfarkte und Schlaganfälle signifikant senken können. Diese persönlichen Erzählungen verdeutlichen die Bedeutung der Prävention und motivieren andere, aktiv an ihrer Gesundheit zu arbeiten.

Ein Beispiel ist die Geschichte von Anna, einer 52-jährigen Frau, die nach einem Herzinfarkt vor fünf Jahren ihr Leben grundlegend umstellte. Zuvor war sie übergewichtig und hatte einen inaktiven Lebensstil. Nach dem Vorfall begann sie mit regelmäßigen Spaziergängen und integrierte gesunde Ernährung in ihren Alltag. Heute berichtet sie stolz von ihrem Gewichtsverlust von 20 Kilogramm und der Verbesserung ihrer allgemeinen Fitness. Annas Geschichte zeigt, dass es nie zu spät ist, Veränderungen vorzunehmen.

Ein weiteres bewegendes Beispiel ist die Erfahrung von Peter, einem 45-jährigen Mann mit familiärer Vorbelastung für Herzkrankheiten. Nachdem sein Vater an einem Herzinfarkt gestorben war, beschloss Peter, sich intensiver mit seiner eigenen Gesundheit auseinanderzusetzen. Er ließ sich regelmäßig untersuchen und nahm an einem Programm zur Stressbewältigung teil. Durch diese Maßnahmen konnte er seinen Blutdruck stabilisieren und seine Cholesterinwerte verbessern. Peters Entschlossenheit hat nicht nur sein Leben gerettet, sondern auch das seiner Familie beeinflusst.

Diese Geschichten sind mehr als nur Einzelfälle; sie repräsentieren eine wachsende Bewegung hin zu mehr Bewusstsein für Herzgesundheit. Die Betroffenen teilen ihre Erfahrungen oft in sozialen Medien oder bei lokalen Veranstaltungen, um andere zu ermutigen und aufzuklären. Solche Initiativen tragen dazu bei, das Thema Herzgesundheit aus der Tabuzone zu holen und eine Gemeinschaft des Austauschs zu schaffen.

Zusammenfassend lässt sich sagen, dass inspirierende Geschichten von Betroffenen nicht nur Hoffnung spenden, sondern auch konkrete Handlungsanleitungen bieten können. Sie zeigen auf eindrückliche Weise den Weg zur Prävention auf und motivieren viele Menschen dazu, aktiv Verantwortung für ihre eigene Gesundheit zu übernehmen.

12.2 Strategien, die zum Erfolg führten

Die Entwicklung erfolgreicher Präventionsstrategien ist entscheidend für die Bekämpfung von Herzkrankheiten. Diese Strategien basieren auf evidenzbasierten Ansätzen und integrieren verschiedene Aspekte des Lebensstils, der medizinischen Versorgung und der Gemeinschaftsbildung. Ein zentraler Punkt ist die Förderung eines gesunden Lebensstils, der regelmäßige körperliche Aktivität und eine ausgewogene Ernährung umfasst.

Ein Beispiel für eine erfolgreiche Strategie ist das Programm „Herzgesund leben", das in mehreren Städten implementiert wurde. Dieses Programm kombiniert Aufklärungskampagnen mit praktischen Workshops, in denen Teilnehmer lernen, wie sie gesunde Mahlzeiten zubereiten und effektive Trainingsroutinen entwickeln können. Die Ergebnisse zeigen, dass Teilnehmer signifikante Verbesserungen in ihren Cholesterinwerten und ihrem Blutdruck erzielen konnten.

Ein weiterer wichtiger Aspekt ist die Rolle der sozialen Unterstützung. Studien haben gezeigt, dass Menschen, die Teil einer unterstützenden Gemeinschaft sind, eher bereit sind, gesunde Veränderungen vorzunehmen. Initiativen wie lokale Laufgruppen oder Kochkurse fördern nicht nur den Austausch von Wissen, sondern auch den sozialen Zusammenhalt. Diese Gruppen bieten einen Raum für Motivation und Verantwortung unter Gleichgesinnten.

Technologie spielt ebenfalls eine zunehmend wichtige Rolle in der Prävention von Herzkrankheiten. Mobile Apps zur Gesundheitsüberwachung ermöglichen es Nutzern, ihre Fortschritte zu verfolgen und personalisierte Empfehlungen zu erhalten. Solche digitalen Werkzeuge können helfen, das Bewusstsein für persönliche Gesundheitsziele zu schärfen und Nutzer dazu anregen, aktiv an ihrer Gesundheit zu arbeiten.

Zusammenfassend lässt sich sagen, dass erfolgreiche Präventionsstrategien multifaktoriell sind und sowohl individuelle als auch gemeinschaftliche Ansätze erfordern. Durch die Kombination von Bildung, sozialer Unterstützung und technologischen Hilfsmitteln können nachhaltige Veränderungen im Lebensstil gefördert werden. Diese integrativen Ansätze tragen dazu bei, das Risiko von Herzkrankheiten signifikant zu senken und letztlich die Lebensqualität der Betroffenen zu verbessern.

12.3 Lektionen aus den Fallstudien

Die Analyse erfolgreicher Präventionsstrategien bietet wertvolle Lektionen, die über die spezifischen Programme hinausgehen und auf breitere gesellschaftliche Herausforderungen anwendbar sind. Eine der zentralen Erkenntnisse ist die Bedeutung der Anpassungsfähigkeit von Programmen an lokale Gegebenheiten. Erfolgreiche Initiativen wie „Herzgesund leben" zeigen, dass maßgeschneiderte Ansätze, die kulturelle und soziale Besonderheiten berücksichtigen, signifikant bessere Ergebnisse erzielen können.

Ein weiterer wichtiger Aspekt ist die Notwendigkeit einer kontinuierlichen Evaluation und Anpassung der Strategien. Die Fallstudien verdeutlichen, dass Programme, die regelmäßig überprüft und optimiert werden, effektiver sind. Dies umfasst nicht nur das Sammeln von Daten zur Wirksamkeit der Maßnahmen, sondern auch das Einholen von Feedback der Teilnehmer. Solche Rückmeldungen ermöglichen es den Verantwortlichen, Schwächen zu identifizieren und gezielt Verbesserungen vorzunehmen.

Zusätzlich wird deutlich, dass interdisziplinäre Zusammenarbeit entscheidend für den Erfolg ist. Die Integration von Fachleuten aus verschiedenen Bereichen – wie Medizinern, Ernährungsberatern und Psychologen – fördert ein ganzheitliches Verständnis der Gesundheitsproblematik. Diese Teamarbeit ermöglicht es, umfassende Lösungen zu entwickeln, die sowohl physische als auch psychische Aspekte des Lebensstils berücksichtigen.

- **Anpassungsfähigkeit:** Programme sollten flexibel gestaltet sein und sich an lokale Bedürfnisse anpassen.
- **Kontinuierliche Evaluation:** Regelmäßige Überprüfungen helfen dabei, Strategien zu optimieren und auf aktuelle Herausforderungen zu reagieren.
- **Interdisziplinäre Zusammenarbeit:** Ein Teamansatz führt zu umfassenderen Lösungen durch das Zusammenbringen verschiedener Fachkompetenzen.

Schließlich zeigt sich in den Fallstudien auch die Kraft der Gemeinschaftsbildung. Soziale Netzwerke spielen eine entscheidende Rolle bei der Motivation zur Verhaltensänderung. Programme sollten daher nicht nur individuelle Unterstützung bieten, sondern auch Möglichkeiten schaffen, um soziale Bindungen zu stärken und ein Gefühl der Zugehörigkeit zu fördern. Diese sozialen Strukturen tragen dazu bei, dass gesunde Verhaltensweisen langfristig beibehalten werden können.

13
Unterstützung für Angehörige von Betroffenen

13.1 Wie man Angehörige unterstützt

Die Unterstützung von Angehörigen von Betroffenen ist ein entscheidender Aspekt, der oft übersehen wird, wenn es um die Behandlung und Prävention von Herzkrankheiten geht. Angehörige spielen eine zentrale Rolle im Leben der Betroffenen und können erheblich zur Verbesserung ihrer Lebensqualität beitragen. Es ist wichtig, dass sie nicht nur emotionalen Beistand leisten, sondern auch aktiv in den Prozess der Gesundheitsförderung eingebunden werden.

Ein erster Schritt zur Unterstützung besteht darin, sich über die Erkrankung zu informieren. Das Verständnis für Herzkrankheiten, deren Symptome und Risikofaktoren ermöglicht es Angehörigen, besser auf die Bedürfnisse des Betroffenen einzugehen. Sie sollten sich mit den häufigsten Fragen auseinandersetzen: Was sind die Anzeichen eines Herzinfarkts? Welche Lebensstiländerungen sind notwendig? Solches Wissen kann helfen, frühzeitig zu reagieren und präventive Maßnahmen zu ergreifen.

Darüber hinaus ist es wichtig, eine offene Kommunikationskultur zu fördern. Angehörige sollten ermutigt werden, ihre Sorgen und Ängste auszudrücken sowie Fragen zu stellen. Dies schafft ein unterstützendes Umfeld, in dem sich der Betroffene sicher fühlt und bereit ist, seine Herausforderungen zu teilen. Regelmäßige Gespräche über Fortschritte oder Rückschläge können helfen, Missverständnisse auszuräumen und das Vertrauen zwischen den Beteiligten zu stärken.

- Gemeinsame Aktivitäten: Die Einbeziehung von Bewegung in den Alltag kann sowohl für den Betroffenen als auch für die Angehörigen motivierend sein.
- Gesunde Ernährung: Gemeinsam gesunde Mahlzeiten zuzubereiten fördert nicht nur eine bessere Ernährung, sondern stärkt auch die familiären Bindungen.
- Emotionale Unterstützung: Zuhören und Verständnis zeigen sind essenziell; manchmal reicht es aus, einfach da zu sein.

Zusätzlich sollten Angehörige darauf achten, auch auf ihre eigene Gesundheit zu achten. Stressbewältigungstechniken wie Meditation oder Sport können helfen, das emotionale Gleichgewicht aufrechtzuerhalten. Wenn sie selbst gut mit ihren eigenen Herausforderungen umgehen können, sind sie besser in der Lage, ihren Liebsten beizustehen.

Insgesamt ist die Unterstützung von Angehörigen ein vielschichtiger Prozess. Durch Bildung, Kommunikation und gemeinsames Handeln können sie einen positiven Einfluss auf das Leben des Betroffenen ausüben und somit zur Verbesserung seiner Herzgesundheit beitragen.

13.2 Ressourcen für Familienmitglieder

Die Unterstützung von Angehörigen ist ein wesentlicher Bestandteil der ganzheitlichen Betreuung von Menschen mit Herzkrankheiten. Um diese Rolle effektiv auszufüllen, benötigen Familienmitglieder Zugang zu verschiedenen Ressourcen, die ihnen helfen, sowohl emotional als auch praktisch besser auf die Bedürfnisse ihrer Liebsten einzugehen. Diese Ressourcen können in Form von Informationsmaterialien, Selbsthilfegruppen und professioneller Unterstützung bereitgestellt werden.

Ein zentraler Aspekt ist die Verfügbarkeit von Informationsquellen über Herzkrankheiten. Websites wie die Deutsche Herzstiftung oder das Bundeszentrale für gesundheitliche Aufklärung bieten umfassende Informationen über Symptome, Behandlungsmöglichkeiten und Präventionsstrategien. Solche Plattformen ermöglichen es Angehörigen, sich fundiert mit der Erkrankung auseinanderzusetzen und somit aktiv zur Gesundheitsförderung beizutragen.

Selbsthilfegruppen stellen eine weitere wertvolle Ressource dar. Hier können Angehörige Erfahrungen austauschen, emotionale Unterstützung finden und praktische Tipps erhalten. Der Kontakt zu anderen Betroffenen kann das Gefühl der Isolation verringern und den Austausch über Bewältigungsstrategien fördern. Viele Organisationen bieten auch Online-Foren an, die es ermöglichen, anonym Fragen zu stellen und Ratschläge einzuholen.

Darüber hinaus sollten Angehörige nicht zögern, professionelle Hilfe in Anspruch zu nehmen. Psychologen oder Therapeuten können dabei unterstützen, mit den emotionalen Belastungen umzugehen, die durch die Pflege eines herzkranken Familienmitglieds entstehen können. Auch Beratungsstellen bieten oft spezielle Programme für Angehörige an, um deren Bedürfnisse gezielt zu adressieren.

- Broschüren und Informationsblätter: Diese Materialien sind oft kostenlos erhältlich und bieten einen schnellen Überblick über wichtige Themen.
- Online-Webinare: Viele Organisationen veranstalten regelmäßig Webinare zu spezifischen Themen rund um Herzgesundheit.
- Hotlines: Anonyme Beratungsangebote stehen häufig zur Verfügung und können bei akuten Fragen schnell helfen.

Insgesamt ist es entscheidend, dass Angehörige gut informiert sind und Zugang zu einem Netzwerk von Unterstützungsressourcen haben. Dies stärkt nicht nur ihre eigene Resilienz, sondern verbessert auch die Lebensqualität des Betroffenen erheblich.

13.3 Selbstfürsorge für Unterstützer

Die Rolle der Angehörigen von Menschen mit Herzkrankheiten ist oft herausfordernd und emotional belastend. Daher ist Selbstfürsorge für diese Unterstützer von entscheidender Bedeutung, um ihre eigene Gesundheit und ihr Wohlbefinden zu bewahren. Selbstfürsorge bedeutet, aktiv Maßnahmen zu ergreifen, die das körperliche, emotionale und psychische Wohlbefinden fördern. Dies ist nicht nur wichtig für die Angehörigen selbst, sondern auch für die Qualität der Unterstützung, die sie ihren Liebsten bieten können.

Ein zentraler Aspekt der Selbstfürsorge ist die Schaffung eines ausgewogenen Lebensstils. Dazu gehört eine gesunde Ernährung, regelmäßige Bewegung und ausreichend Schlaf. Diese grundlegenden Elemente tragen dazu bei, Stress abzubauen und das Energieniveau zu steigern. Angehörige sollten sich bewusst Zeit für körperliche Aktivitäten nehmen, sei es durch Spaziergänge in der Natur oder durch Sportarten wie Yoga oder Schwimmen. Solche Aktivitäten fördern nicht nur die körperliche Gesundheit, sondern auch das emotionale Gleichgewicht.

Darüber hinaus ist es wichtig, dass Angehörige soziale Kontakte pflegen. Der Austausch mit Freunden oder anderen Familienmitgliedern kann helfen, Gefühle der Isolation zu verringern und emotionale Unterstützung zu bieten. Regelmäßige Treffen oder Telefonate mit vertrauten Personen ermöglichen es den Unterstützern, ihre Gedanken und Sorgen zu teilen und somit einen emotionalen Ausgleich zu finden.

Ein weiterer wichtiger Punkt ist das Setzen von Grenzen. Angehörige müssen lernen, ihre eigenen Bedürfnisse ernst zu nehmen und sich nicht vollständig in die Pflege des Betroffenen aufzuopfern. Das Einrichten fester Zeiten für persönliche Auszeiten kann helfen, Überlastung vorzubeugen und Raum für Erholung zu schaffen.

Schließlich sollten Angehörige auch professionelle Hilfe in Betracht ziehen. Psychologische Beratung oder Therapiesitzungen können wertvolle Werkzeuge sein, um mit den Herausforderungen umzugehen und Strategien zur Stressbewältigung zu entwickeln. Die Inanspruchnahme solcher Angebote sollte als Zeichen von Stärke betrachtet werden – ein Schritt hin zur eigenen Gesundheit.

Insgesamt zeigt sich: Selbstfürsorge ist kein Luxus, sondern eine Notwendigkeit für alle Unterstützer von Menschen mit Herzkrankheiten. Indem sie auf sich selbst achten, können sie nicht nur ihre eigene Lebensqualität verbessern, sondern auch effektiver für ihre Liebsten da sein.

14
Mythen über Herzkrankheiten entlarven

14.1 Häufige Missverständnisse

Herzkrankheiten sind ein weit verbreitetes Gesundheitsproblem, und dennoch gibt es viele Mythen und Missverständnisse, die das Verständnis und die Prävention dieser Erkrankungen erschweren. Diese Missverständnisse können dazu führen, dass Menschen nicht die notwendigen Schritte unternehmen, um ihre Herzgesundheit zu schützen. Es ist daher wichtig, diese Mythen zu entlarven und durch wissenschaftlich fundierte Informationen zu ersetzen.

Eines der häufigsten Missverständnisse ist, dass Herzkrankheiten nur ältere Menschen betreffen. Tatsächlich können Herzprobleme in jedem Alter auftreten, insbesondere bei Personen mit Risikofaktoren wie Bluthochdruck oder Diabetes. Jüngere Menschen neigen oft dazu, ihre Gesundheit als unverwundbar anzusehen, was sie daran hindert, präventive Maßnahmen zu ergreifen.

Ein weiteres verbreitetes Missverständnis ist die Annahme, dass nur Übergewichtige ein erhöhtes Risiko für Herzkrankheiten haben. Während Übergewicht tatsächlich ein Risikofaktor ist, spielen auch andere Faktoren eine entscheidende Rolle. Genetische Veranlagungen, Stress und Bewegungsmangel sind ebenfalls bedeutende Einflussfaktoren auf die Herzgesundheit.

Viele glauben auch fälschlicherweise, dass eine gesunde Ernährung allein aus dem Verzicht auf fettreiche Lebensmittel besteht. In Wirklichkeit geht es darum, eine ausgewogene Ernährung zu fördern, die reich an Obst, Gemüse und Vollkornprodukten ist. Gesunde Fette wie Omega-3-Fettsäuren aus Fisch oder Nüssen sind wichtig für das Herz und sollten Teil einer herzgesunden Ernährung sein.

Zusätzlich wird oft angenommen, dass körperliche Aktivität nur für diejenigen von Bedeutung ist, die abnehmen möchten. Regelmäßige Bewegung hat jedoch zahlreiche Vorteile für das Herz-Kreislauf-System und kann helfen, den Blutdruck zu senken sowie den Cholesterinspiegel zu verbessern – unabhängig vom Gewicht des Einzelnen.

Schließlich gibt es den Mythos der „schleichenden" Symptome von Herzkrankheiten; viele Menschen glauben fälschlicherweise, dass ein Herzinfarkt immer mit starken Schmerzen verbunden ist. Tatsächlich können Symptome subtiler sein und sich in Form von Müdigkeit oder Atemnot äußern. Ein frühzeitiges Erkennen dieser Anzeichen kann lebensrettend sein.

14.2 Fakten vs. Fiktion

Die Unterscheidung zwischen Fakten und Fiktionen im Bereich der Herzkrankheiten ist von entscheidender Bedeutung, um Missverständnisse auszuräumen und die öffentliche Gesundheit zu fördern. Viele Menschen sind sich der tatsächlichen Risiken und Präventionsmöglichkeiten nicht bewusst, was zu einer erhöhten Anfälligkeit für Herzkrankheiten führen kann. Durch die Aufklärung über verbreitete Mythen können wir das Bewusstsein schärfen und gesündere Lebensentscheidungen fördern.

Ein weit verbreiteter Mythos besagt, dass nur Männer ein hohes Risiko für Herzkrankheiten haben. Tatsächlich sind Frauen ebenso betroffen, insbesondere nach der Menopause, wenn der Schutz durch Östrogen abnimmt. Studien zeigen, dass Herzkrankheiten bei Frauen oft später diagnostiziert werden, da sie häufig atypische Symptome aufweisen. Dies führt dazu, dass viele Frauen ihre Symptome nicht ernst nehmen oder falsch interpretieren.

Ein weiterer Irrglaube ist die Annahme, dass eine einmalige Änderung des Lebensstils ausreicht, um das Risiko von Herzkrankheiten signifikant zu senken. In Wirklichkeit erfordert eine nachhaltige Verbesserung der Herzgesundheit einen kontinuierlichen Ansatz. Regelmäßige Bewegung, eine ausgewogene Ernährung und Stressmanagement sollten Teil eines langfristigen Lebensstils sein. Es ist wichtig zu verstehen, dass kleine Veränderungen im Alltag – wie das Treppensteigen statt des Fahrstuhls oder das Einfügen von mehr Obst und Gemüse in die Ernährung – kumulative positive Effekte haben können.

Zusätzlich glauben viele Menschen fälschlicherweise, dass sie keine genetische Veranlagung für Herzkrankheiten haben können, wenn in ihrer Familie keine entsprechenden Erkrankungen aufgetreten sind. Genetische Faktoren spielen jedoch eine komplexe Rolle bei der Entwicklung von Herz-Kreislauf-Erkrankungen; selbst ohne familiäre Vorbelastung können andere Risikofaktoren wie Rauchen oder Bewegungsmangel erheblich zur Entstehung beitragen.

Schließlich gibt es den Mythos, dass Medikamente allein ausreichen, um Herzprobleme zu behandeln oder vorzubeugen. Während Medikamente wichtig sein können, ist es entscheidend, diese mit einem gesunden Lebensstil zu kombinieren. Die Integration von Bewegung und gesunder Ernährung kann die Wirksamkeit von Medikamenten unterstützen und sogar deren Notwendigkeit verringern.

14.3 Aufklärung als Schlüssel zur Prävention

Die Aufklärung über Herzkrankheiten spielt eine entscheidende Rolle in der Prävention und im Gesundheitsmanagement. Ein informierter Patient ist besser in der Lage, Risiken zu erkennen und gesunde Entscheidungen zu treffen. Die Verbreitung von Wissen über die Ursachen, Symptome und Risikofaktoren von Herzkrankheiten kann dazu beitragen, dass Menschen proaktive Maßnahmen ergreifen, um ihre Herzgesundheit zu schützen.

Ein zentraler Aspekt der Aufklärung ist die Vermittlung von Informationen über Lebensstiländerungen, die das Risiko für Herzkrankheiten signifikant senken können. Dazu gehören regelmäßige körperliche Aktivität, eine ausgewogene Ernährung sowie der Verzicht auf schädliche Gewohnheiten wie Rauchen. Programme zur Gesundheitsförderung sollten daher nicht nur auf medizinische Fakten fokussieren, sondern auch praktische Tipps zur Umsetzung eines gesunden Lebensstils bieten.

Darüber hinaus ist es wichtig, Mythen und Missverständnisse rund um Herzkrankheiten aktiv zu entlarven. Viele Menschen glauben fälschlicherweise, dass sie aufgrund ihres Alters oder ihrer genetischen Vorgeschichte nicht gefährdet sind. Durch gezielte Aufklärungsarbeit können diese falschen Annahmen korrigiert werden. Beispielsweise sollte betont werden, dass auch jüngere Menschen an Herzkrankheiten leiden können und dass ein gesundes Verhalten in jedem Alter vorteilhaft ist.

Ein weiterer wichtiger Punkt ist die Sensibilisierung für die Symptome von Herzkrankheiten. Oftmals werden Anzeichen wie Brustschmerzen oder Atemnot ignoriert oder falsch gedeutet. Eine umfassende Aufklärung kann dazu führen, dass Betroffene schneller ärztliche Hilfe in Anspruch nehmen und somit schwerwiegende Komplikationen vermeiden.

Schließlich sollte die Rolle der Gemeinschaft nicht unterschätzt werden. Lokale Initiativen und Programme zur Gesundheitsaufklärung können einen großen Einfluss auf das Bewusstsein für Herzgesundheit haben. Durch Workshops, Informationsveranstaltungen und soziale Medien kann das Wissen verbreitet werden und eine Kultur des Gesundheitsbewusstseins gefördert werden.

15
Der Einfluss des Alters auf die Herzgesundheit

15.1 Veränderungen im Alterungsprozess

Der Alterungsprozess hat tiefgreifende Auswirkungen auf das Herz-Kreislauf-System, die oft erst im späteren Lebensalter sichtbar werden. Mit zunehmendem Alter verändern sich sowohl die Struktur als auch die Funktion des Herzens und der Blutgefäße, was zu einem erhöhten Risiko für Herzkrankheiten führt. Diese Veränderungen sind nicht nur biologisch bedingt, sondern auch durch Lebensstilfaktoren beeinflusst.

Eine der markantesten Veränderungen ist die Abnahme der Elastizität der Blutgefäße. Im Laufe der Jahre verlieren Arterien ihre Flexibilität, was zu einer Erhöhung des Blutdrucks führen kann. Diese arterielle Steifheit ist ein wesentlicher Risikofaktor für Herzinfarkte und Schlaganfälle. Zudem kann eine Verdickung des Herzmuskels auftreten, insbesondere bei Menschen mit Bluthochdruck oder anderen kardiovaskulären Erkrankungen.

Ein weiterer Aspekt ist die Veränderung des elektrischen Systems des Herzens. Ältere Menschen haben häufig eine erhöhte Anfälligkeit für Arrhythmien, da die elektrischen Signale im Herzen langsamer werden und weniger effizient übertragen werden. Dies kann zu Symptomen wie Schwindel oder sogar Ohnmacht führen und erfordert oft eine medizinische Intervention.

Zusätzlich spielt die Veränderung des Stoffwechsels eine entscheidende Rolle im Alterungsprozess. Die Fähigkeit des Körpers, Fette und Zucker zu verarbeiten, nimmt ab, was das Risiko für Diabetes und Übergewicht erhöht – beides bedeutende Risikofaktoren für Herzkrankheiten. Eine ungesunde Ernährung und Bewegungsmangel verstärken diese Effekte noch weiter.

Die psychische Gesundheit darf ebenfalls nicht außer Acht gelassen werden; Stress und Depressionen können sich negativ auf das Herz auswirken. Studien zeigen, dass ältere Erwachsene mit psychischen Erkrankungen ein höheres Risiko für kardiovaskuläre Probleme haben.

Insgesamt ist es wichtig, sich der Veränderungen bewusst zu sein, die mit dem Altern einhergehen, um präventive Maßnahmen ergreifen zu können. Regelmäßige ärztliche Untersuchungen sowie ein gesunder Lebensstil sind entscheidend dafür, das Risiko von Herzkrankheiten im Alter zu minimieren.

15.2 Besondere Risiken bei älteren Menschen

Die Herzgesundheit älterer Menschen ist durch eine Vielzahl spezifischer Risiken geprägt, die sich aus den natürlichen Alterungsprozessen sowie begleitenden Erkrankungen ergeben. Diese Risiken sind nicht nur biologischer Natur, sondern werden auch durch soziale und psychologische Faktoren beeinflusst. Ein vertieftes Verständnis dieser besonderen Risiken ist entscheidend für die Entwicklung präventiver Maßnahmen und therapeutischer Ansätze.

Eines der gravierendsten Risiken ist die erhöhte Anfälligkeit für kardiovaskuläre Erkrankungen wie Herzinfarkt und Schlaganfall. Ältere Menschen haben oft multiple Risikofaktoren, darunter Bluthochdruck, Diabetes und hohe Cholesterinwerte. Diese Faktoren kumulieren sich häufig und erhöhen das Risiko erheblich. Zudem können chronische Erkrankungen wie Herzinsuffizienz oder Vorhofflimmern in diesem Alter häufiger auftreten, was zusätzliche Herausforderungen für die Behandlung mit sich bringt.

Ein weiterer wichtiger Aspekt sind die Auswirkungen von Polypharmazie, also der gleichzeitigen Einnahme mehrerer Medikamente. Viele ältere Patienten nehmen aufgrund ihrer Vorerkrankungen verschiedene Arzneimittel ein, was das Risiko von Wechselwirkungen erhöht und zu unerwünschten Nebenwirkungen führen kann. Dies kann nicht nur die Wirksamkeit der Behandlung beeinträchtigen, sondern auch das Risiko von Stürzen oder anderen gesundheitlichen Komplikationen steigern.

Psychische Gesundheit spielt ebenfalls eine wesentliche Rolle im Kontext der Herzgesundheit älterer Menschen. Depressionen und Angststörungen sind häufige Begleiter im Alter und können sich negativ auf den Lebensstil auswirken – etwa durch verminderte körperliche Aktivität oder ungesunde Ernährungsgewohnheiten. Studien zeigen einen klaren Zusammenhang zwischen psychischen Erkrankungen und einem erhöhten Risiko für kardiovaskuläre Probleme.

Zusätzlich müssen soziale Isolation und Einsamkeit als bedeutende Risikofaktoren betrachtet werden. Ältere Menschen leben oft allein oder haben eingeschränkte soziale Kontakte, was zu einem Anstieg des Stressniveaus führen kann. Stress wiederum hat nachweislich negative Auswirkungen auf das Herz-Kreislauf-System.

Insgesamt erfordert die komplexe Interaktion dieser Faktoren ein ganzheitliches Management der Herzgesundheit bei älteren Menschen, um ihre Lebensqualität zu verbessern und schwerwiegende gesundheitliche Folgen zu vermeiden.

15.3 Anpassung des Lebensstils im Alter

Die Anpassung des Lebensstils im Alter ist von entscheidender Bedeutung für die Aufrechterhaltung der Herzgesundheit und die Verbesserung der Lebensqualität. Mit zunehmendem Alter verändern sich nicht nur die körperlichen Fähigkeiten, sondern auch die Bedürfnisse und Herausforderungen, denen ältere Menschen gegenüberstehen. Ein bewusster Umgang mit diesen Veränderungen kann dazu beitragen, das Risiko kardiovaskulärer Erkrankungen zu minimieren.

Ein zentraler Aspekt der Lebensstiländerung ist die Ernährung. Ältere Menschen sollten auf eine ausgewogene Kost achten, die reich an Obst, Gemüse, Vollkornprodukten und magerem Eiweiß ist. Die Reduzierung von gesättigten Fetten und Zucker kann helfen, Bluthochdruck und Cholesterinwerte zu senken. Zudem ist es wichtig, ausreichend Flüssigkeit zu sich zu nehmen, da viele ältere Menschen unter Dehydration leiden.

Körperliche Aktivität spielt ebenfalls eine wesentliche Rolle bei der Förderung der Herzgesundheit im Alter. Regelmäßige Bewegung stärkt das Herz-Kreislauf-System und verbessert die allgemeine Fitness. Aktivitäten wie Gehen, Schwimmen oder Yoga sind besonders geeignet, da sie gelenkschonend sind und gleichzeitig Kraft sowie Flexibilität fördern. Es wird empfohlen, mindestens 150 Minuten moderate körperliche Aktivität pro Woche anzustreben.

Darüber hinaus sollte auch auf den sozialen Aspekt geachtet werden. Soziale Interaktionen können Stress reduzieren und das allgemeine Wohlbefinden steigern. Gruppenaktivitäten oder Kurse in Sportvereinen bieten nicht nur körperliche Betätigung, sondern auch Möglichkeiten zur Kontaktpflege und zur Vermeidung von Einsamkeit.

Psychische Gesundheit ist ein weiterer wichtiger Faktor bei der Anpassung des Lebensstils im Alter. Strategien zur Stressbewältigung wie Meditation oder Achtsamkeitsübungen können helfen, emotionale Belastungen abzubauen und somit auch das Risiko für Herzkrankheiten zu verringern.

Insgesamt erfordert die Anpassung des Lebensstils im Alter einen ganzheitlichen Ansatz, der Ernährung, Bewegung sowie soziale und psychische Aspekte berücksichtigt. Durch gezielte Maßnahmen können ältere Menschen ihre Herzgesundheit aktiv fördern und ihre Lebensqualität nachhaltig verbessern.

16
Frauen und Herzerkrankungen

16.1 Spezifische Risiken für Frauen

Die Herzgesundheit von Frauen ist ein oft vernachlässigtes Thema, obwohl sie spezifischen Risiken ausgesetzt sind, die sich von denen der Männer unterscheiden. Diese Unterschiede sind nicht nur biologischer Natur, sondern auch durch soziale und psychologische Faktoren bedingt. Ein vertieftes Verständnis dieser Risiken ist entscheidend, um präventive Maßnahmen zu entwickeln und die Lebensqualität von Frauen zu verbessern.

Ein bedeutendes Risiko für Frauen ist das Auftreten von Herzerkrankungen nach der Menopause. Der Rückgang des Östrogenspiegels führt zu einer erhöhten Anfälligkeit für Bluthochdruck und Cholesterinprobleme, was das Risiko für Herzinfarkte steigert. Studien zeigen, dass Frauen in den ersten Jahren nach der Menopause ein signifikant höheres Risiko haben, an Herz-Kreislauf-Erkrankungen zu erkranken.

Darüber hinaus spielen psychosoziale Faktoren eine wesentliche Rolle. Stress, Depressionen und Angstzustände sind bei Frauen häufige Begleiter von Herzerkrankungen. Eine Studie hat gezeigt, dass Frauen mit Depressionen ein bis zu dreifach erhöhtes Risiko haben, an Herzkrankheiten zu leiden. Die gesellschaftlichen Erwartungen und Rollen können zudem zusätzlichen Druck erzeugen, was sich negativ auf die Herzgesundheit auswirken kann.

Ein weiterer Aspekt sind die Unterschiede in den Symptomen eines Herzinfarkts zwischen Männern und Frauen. Während Männer oft klassische Symptome wie Brustschmerzen erleben, können Frauen atypische Symptome wie Übelkeit oder Müdigkeit zeigen. Dies führt dazu, dass viele weibliche Patienten nicht rechtzeitig behandelt werden, da sie die Warnsignale nicht erkennen oder ignorieren.

Daher ist es unerlässlich, dass sowohl medizinisches Fachpersonal als auch betroffene Frauen über diese spezifischen Risiken informiert sind. Aufklärung und gezielte Präventionsstrategien können helfen, die Gesundheit von Frauen nachhaltig zu schützen und ihre Lebensqualität zu verbessern.

- **Autoimmunerkrankungen:** Erkrankungen wie Lupus oder rheumatoide Arthritis betreffen häufiger Frauen und erhöhen das Risiko für Herzerkrankungen erheblich.
- **Schwangerschaftsbedingte Komplikationen:** Präeklampsie oder Gestationsdiabetes während der Schwangerschaft können langfristige Auswirkungen auf die Herzgesundheit haben.
- **Genetische Veranlagung:** Bestimmte genetische Marker können bei Frauen stärker ausgeprägt sein und das Risiko erhöhen.

16.2 Hormone und ihre Auswirkungen auf das Herz

Die Rolle von Hormonen in der Herzgesundheit von Frauen ist ein komplexes und entscheidendes Thema, das oft übersehen wird. Hormone wie Östrogen, Progesteron und Testosteron beeinflussen nicht nur die Fortpflanzungsorgane, sondern auch das Herz-Kreislauf-System erheblich. Ein vertieftes Verständnis dieser Zusammenhänge ist unerlässlich, um geschlechtsspezifische Risiken zu erkennen und geeignete Präventionsstrategien zu entwickeln.

Östrogen hat eine schützende Wirkung auf das Herz, indem es die Endothelfunktion verbessert und entzündungshemmende Eigenschaften besitzt. Studien zeigen, dass Frauen vor der Menopause ein geringeres Risiko für koronare Herzerkrankungen haben als Männer gleichen Alters. Mit dem Rückgang des Östrogenspiegels nach der Menopause steigt jedoch das Risiko für Bluthochdruck und arterielle Verhärtung signifikant an. Diese Veränderungen können zu einem erhöhten Risiko für Herzinfarkte führen.

Progesteron spielt ebenfalls eine wichtige Rolle im kardiovaskulären System. Es wirkt sich auf den Blutdruck aus und kann die Reaktion der Blutgefäße auf Stresshormone beeinflussen. Ein Ungleichgewicht zwischen Östrogen und Progesteron kann daher negative Auswirkungen auf die Herzgesundheit haben, insbesondere bei Frauen mit prämenstruellem Syndrom oder anderen hormonellen Störungen.

Testosteron wird oft als männliches Hormon betrachtet, hat jedoch auch bei Frauen eine bedeutende Funktion. Es beeinflusst den Fettstoffwechsel und die Muskelmasse, was wiederum Auswirkungen auf die kardiovaskuläre Gesundheit hat. Niedrige Testosteronspiegel sind mit einem erhöhten Risiko für Herzerkrankungen verbunden, während ein ausgewogenes Verhältnis zur Verbesserung der allgemeinen Fitness beitragen kann.

Zusätzlich zu diesen biologischen Faktoren müssen psychosoziale Aspekte berücksichtigt werden. Stresshormone wie Cortisol können durch hormonelle Veränderungen verstärkt werden und somit das Risiko für Herzerkrankungen erhöhen. Die Wechselwirkungen zwischen psychischem Wohlbefinden und hormoneller Balance sind entscheidend für die Aufrechterhaltung einer guten Herzgesundheit bei Frauen.

Insgesamt zeigt sich, dass Hormone einen tiefgreifenden Einfluss auf die Herzgesundheit von Frauen haben. Ein besseres Verständnis dieser Zusammenhänge könnte dazu beitragen, gezielte Therapien zu entwickeln und präventive Maßnahmen zu optimieren.

16.3 Präventionsstrategien speziell für Frauen

Die Entwicklung effektiver Präventionsstrategien für Herzerkrankungen bei Frauen ist von entscheidender Bedeutung, da geschlechtsspezifische Unterschiede in der Risikobewertung und den Symptomen bestehen. Diese Strategien sollten auf die einzigartigen biologischen, psychologischen und sozialen Faktoren abgestimmt sein, die das Herz-Kreislauf-System von Frauen beeinflussen.

Ein zentraler Aspekt der Prävention ist die Aufklärung über die spezifischen Risiken, denen Frauen ausgesetzt sind. Viele Frauen sind sich nicht bewusst, dass Herzkrankheiten eine der häufigsten Todesursachen sind. Daher sollte ein umfassendes Bildungsprogramm entwickelt werden, das Informationen über Symptome, Risikofaktoren und präventive Maßnahmen bereitstellt. Solche Programme könnten in Schulen, am Arbeitsplatz oder in Gemeinschaftszentren angeboten werden.

Darüber hinaus spielt ein gesunder Lebensstil eine wesentliche Rolle bei der Vorbeugung von Herzerkrankungen. Eine ausgewogene Ernährung reich an Obst, Gemüse, Vollkornprodukten und gesunden Fetten kann helfen, das Risiko zu senken. Regelmäßige körperliche Aktivität ist ebenfalls entscheidend; bereits 150 Minuten moderate Bewegung pro Woche können signifikant zur Verbesserung der Herzgesundheit beitragen.

Psychosoziale Unterstützung ist ein weiterer wichtiger Faktor. Stressbewältigungsstrategien wie Achtsamkeitstraining oder Yoga können helfen, den Blutdruck zu regulieren und das allgemeine Wohlbefinden zu steigern. Gruppenangebote zur Förderung des sozialen Austauschs können zudem Isolation verringern und emotionale Unterstützung bieten.

Regelmäßige ärztliche Untersuchungen sind unerlässlich für die frühzeitige Erkennung von Risikofaktoren wie Bluthochdruck oder Diabetes. Die Implementierung von Screening-Programmen speziell für Frauen könnte dazu beitragen, diese Erkrankungen frühzeitig zu identifizieren und gezielte Behandlungspläne zu entwickeln.

Zusammenfassend lässt sich sagen, dass eine Kombination aus Bildung, gesundem Lebensstil sowie psychosozialer Unterstützung entscheidend ist für die Entwicklung wirksamer Präventionsstrategien gegen Herzerkrankungen bei Frauen. Durch maßgeschneiderte Ansätze kann das Bewusstsein geschärft und das Risiko signifikant gesenkt werden.

17
Kinderherzgesundheit

17.1 Frühe Anzeichen von Herzerkrankungen bei Kindern

Die frühzeitige Erkennung von Herzerkrankungen bei Kindern ist entscheidend, um schwerwiegende gesundheitliche Folgen zu vermeiden. Während viele Erwachsene sich der Risiken für Herzkrankheiten bewusst sind, bleibt die Aufmerksamkeit auf Kinder oft unzureichend. Es ist wichtig, dass Eltern und Betreuer die frühen Anzeichen erkennen, um rechtzeitig handeln zu können.

Ein häufiges frühes Anzeichen für mögliche Herzerkrankungen bei Kindern ist eine anhaltende Müdigkeit oder Schwäche. Wenn ein Kind beim Spielen schnell außer Atem gerät oder nicht die gewohnte Energie hat, kann dies auf eine Herzproblematik hinweisen. Auch häufige Atemnot, insbesondere bei körperlicher Aktivität, sollte ernst genommen werden.

Zusätzlich können Veränderungen in der Hautfarbe des Kindes ein Warnsignal sein. Eine bläuliche Verfärbung der Lippen oder Fingernägel (Zyanose) deutet darauf hin, dass das Blut nicht ausreichend mit Sauerstoff versorgt wird. Dies kann auf eine Herzfehler oder andere kardiovaskuläre Probleme hindeuten.

Ein weiteres wichtiges Zeichen sind Herzgeräusche, die während einer Routineuntersuchung vom Arzt festgestellt werden können. Diese Geräusche entstehen durch abnormalen Blutfluss im Herzen und sollten weiter untersucht werden. Auch Schwellungen in den Beinen oder im Bauchbereich können auf eine Herzinsuffizienz hindeuten und erfordern sofortige ärztliche Abklärung.

Eltern sollten auch auf Verhaltensänderungen achten; plötzliche Reizbarkeit oder Unruhe können ebenfalls Indikatoren für gesundheitliche Probleme sein. In einigen Fällen kann es hilfreich sein, ein Tagebuch über das Verhalten und die Aktivitäten des Kindes zu führen, um Muster zu erkennen und diese Informationen dem Arzt zur Verfügung zu stellen.

Insgesamt ist es unerlässlich, dass Eltern proaktiv bleiben und regelmäßige Vorsorgeuntersuchungen wahrnehmen. Durch frühzeitige Interventionen können viele kardiovaskuläre Erkrankungen erfolgreich behandelt werden, was langfristig die Lebensqualität des Kindes erheblich verbessert.

17.2 Förderung eines gesunden Lebensstils bei Kindern

Die Förderung eines gesunden Lebensstils bei Kindern ist von entscheidender Bedeutung, um ihre Herzgesundheit und allgemeine Lebensqualität zu sichern. Ein gesunder Lebensstil umfasst eine ausgewogene Ernährung, regelmäßige körperliche Aktivität und die Entwicklung positiver Verhaltensweisen, die sich auf das Wohlbefinden auswirken.

Eine ausgewogene Ernährung spielt eine zentrale Rolle in der Gesundheit von Kindern. Eltern sollten darauf achten, dass ihre Kinder eine Vielzahl von Nahrungsmitteln konsumieren, die reich an Vitaminen, Mineralstoffen und Ballaststoffen sind. Dazu gehören frisches Obst und Gemüse, Vollkornprodukte sowie mageres Protein wie Fisch und Hühnchen. Es ist wichtig, den Konsum von zuckerhaltigen Getränken und verarbeiteten Lebensmitteln zu reduzieren, da diese oft hohe Mengen an ungesunden Fetten und Zucker enthalten.

Körperliche Aktivität ist ein weiterer Schlüsselfaktor für einen gesunden Lebensstil. Kinder sollten täglich mindestens 60 Minuten moderate bis intensive Bewegung haben. Dies kann durch Sportarten wie Schwimmen, Radfahren oder einfaches Spielen im Freien erreicht werden. Die Einbeziehung der ganzen Familie in sportliche Aktivitäten fördert nicht nur die Gesundheit der Kinder, sondern stärkt auch familiäre Bindungen.

- Regelmäßige Arztbesuche zur Überwachung des Wachstums und der Entwicklung
- Aufklärung über die Bedeutung von Hygiene und Schlaf
- Förderung sozialer Interaktionen zur Stärkung emotionaler Resilienz

Zudem sollte das Bewusstsein für Stressbewältigung gefördert werden. Kinder lernen am besten durch Vorbilder; daher ist es wichtig, dass Eltern selbst einen gesunden Lebensstil vorleben. Das Einführen von Routinen für Mahlzeiten und Schlaf kann ebenfalls dazu beitragen, ein Gefühl von Sicherheit zu schaffen.

Insgesamt erfordert die Förderung eines gesunden Lebensstils bei Kindern eine ganzheitliche Herangehensweise. Durch Bildung, Unterstützung und positive Vorbilder können Eltern dazu beitragen, dass ihre Kinder nicht nur heute gesund sind, sondern auch als Erwachsene ein gesundes Leben führen.

17.3 Familientraditionen zur Gesundheitsförderung

Familientraditionen spielen eine entscheidende Rolle bei der Förderung der Gesundheit von Kindern und können einen nachhaltigen Einfluss auf deren Lebensstil haben. Diese Traditionen schaffen nicht nur ein Gefühl von Zugehörigkeit, sondern fördern auch gesunde Gewohnheiten, die über Generationen hinweg weitergegeben werden. Indem Familien gemeinsame Aktivitäten und Rituale entwickeln, können sie das Bewusstsein für die Bedeutung eines gesunden Lebensstils stärken.

Ein Beispiel für eine solche Tradition könnte das wöchentliche Kochen gesunder Mahlzeiten sein. Wenn Eltern ihre Kinder in den Kochprozess einbeziehen, lernen diese nicht nur die Zubereitung nahrhafter Speisen, sondern entwickeln auch ein Bewusstsein für Ernährung und die Auswahl frischer Zutaten. Dies kann durch regelmäßige Besuche auf dem Wochenmarkt oder im Garten ergänzt werden, wo Kinder direkt sehen können, woher ihr Essen kommt.

Darüber hinaus können sportliche Aktivitäten zu einer weiteren wichtigen Familientradition werden. Ob es sich um gemeinsame Fahrradtouren am Wochenende oder um regelmäßige Besuche im Schwimmbad handelt – solche Aktivitäten fördern nicht nur die körperliche Fitness, sondern stärken auch die familiären Bindungen. Die Einbeziehung aller Familienmitglieder in sportliche Betätigungen schafft eine positive Atmosphäre und motiviert Kinder dazu, aktiv zu bleiben.

- Familienausflüge in die Natur zur Förderung von Bewegung und frischer Luft
- Gemeinsame Spieleabende mit aktiven Spielen zur Stärkung der sozialen Interaktion
- Rituale wie das Vorlesen von Geschichten vor dem Schlafengehen zur Förderung des emotionalen Wohlbefindens

Zusätzlich ist es wichtig, dass Familien Rituale zur Stressbewältigung etablieren. Das Einführen von Entspannungsübungen oder Meditation als Teil des täglichen Ablaufs kann helfen, den Kindern Techniken zur Stressbewältigung beizubringen. Solche Praktiken fördern nicht nur die mentale Gesundheit, sondern vermitteln auch wichtige Lebenskompetenzen.

Insgesamt tragen Familientraditionen erheblich dazu bei, dass Kinder gesunde Verhaltensweisen annehmen und langfristig beibehalten. Durch das Schaffen eines positiven Umfelds und das Vorleben gesunder Gewohnheiten können Eltern ihren Kindern wertvolle Werkzeuge an die Hand geben, um ein gesundes Leben zu führen.

18
Verantwortung für die eigene Gesundheit übernehmen

18.1 Aktive Teilnahme an Gesundheitsentscheidungen

Die aktive Teilnahme an Gesundheitsentscheidungen ist ein entscheidender Aspekt der Eigenverantwortung für die Gesundheit. In einer Zeit, in der medizinische Informationen leicht zugänglich sind und Patienten zunehmend als Partner im Gesundheitsprozess betrachtet werden, ist es unerlässlich, dass Individuen sich aktiv in ihre eigenen Gesundheitsfragen einbringen. Dies fördert nicht nur das Verständnis für persönliche gesundheitliche Belange, sondern stärkt auch das Vertrauen in die eigene Entscheidungsfähigkeit.

Ein zentraler Punkt bei der aktiven Teilnahme ist die Informationsbeschaffung. Patienten sollten ermutigt werden, Fragen zu stellen und sich über ihre Diagnosen sowie Behandlungsmöglichkeiten zu informieren. Der Dialog mit Ärzten und Fachleuten kann durch gezielte Fragen verbessert werden, wie zum Beispiel: „Welche Risiken sind mit dieser Behandlung verbunden?" oder „Gibt es alternative Therapieansätze?" Solche Gespräche helfen nicht nur dabei, Unsicherheiten auszuräumen, sondern ermöglichen auch eine informierte Entscheidungsfindung.

Darüber hinaus spielt die Selbstreflexion eine wichtige Rolle. Menschen sollten sich ihrer eigenen Werte und Prioritäten bewusst sein, wenn es um ihre Gesundheit geht. Beispielsweise könnte jemand entscheiden, dass ihm eine natürliche Heilung wichtiger ist als schnelle Ergebnisse durch medikamentöse Therapien. Diese persönlichen Überzeugungen sollten in den Entscheidungsprozess einfließen und können dazu beitragen, dass die gewählten Maßnahmen besser zur individuellen Lebensweise passen.

Ein weiterer Aspekt ist die Unterstützung durch Angehörige oder Selbsthilfegruppen. Der Austausch von Erfahrungen kann wertvolle Perspektiven bieten und das Gefühl der Isolation verringern. Wenn Menschen sehen, wie andere ähnliche Herausforderungen gemeistert haben, kann dies motivierend wirken und neue Lösungsansätze aufzeigen.

Zusammenfassend lässt sich sagen, dass die aktive Teilnahme an Gesundheitsentscheidungen nicht nur das individuelle Wohlbefinden steigert, sondern auch zu besseren gesundheitlichen Ergebnissen führen kann. Indem man Verantwortung für seine eigene Gesundheit übernimmt und aktiv am Entscheidungsprozess teilnimmt, wird man zum Architekten seiner eigenen Gesundheit.

18.2 Ressourcen zur Selbsthilfe

Die Verantwortung für die eigene Gesundheit zu übernehmen, erfordert nicht nur aktive Teilnahme an Gesundheitsentscheidungen, sondern auch den Zugang zu geeigneten Ressourcen zur Selbsthilfe. Diese Ressourcen sind entscheidend, um Individuen in die Lage zu versetzen, informierte Entscheidungen zu treffen und proaktive Schritte zur Verbesserung ihrer Gesundheit zu unternehmen.

Ein zentraler Aspekt der Selbsthilfe ist die Verfügbarkeit von Informationsquellen. Bücher, Online-Plattformen und Fachartikel bieten wertvolle Einblicke in verschiedene Gesundheitsfragen. Websites wie WHO oder BZgA stellen fundierte Informationen bereit, die es den Nutzern ermöglichen, sich über Prävention, Behandlungsmöglichkeiten und gesunde Lebensweisen zu informieren. Darüber hinaus können Podcasts und Webinare eine interaktive Möglichkeit bieten, Wissen zu erwerben und Expertenmeinungen direkt zu hören.

Selbsthilfegruppen spielen ebenfalls eine bedeutende Rolle im Prozess der Eigenverantwortung. Sie bieten nicht nur emotionale Unterstützung, sondern auch praktische Tipps aus erster Hand von Menschen mit ähnlichen Erfahrungen. Der Austausch in solchen Gruppen kann das Gefühl der Isolation verringern und ein starkes Netzwerk schaffen, das Motivation und Inspiration bietet. Viele dieser Gruppen sind mittlerweile auch online verfügbar, was den Zugang erleichtert.

Zudem gibt es zahlreiche Apps für Smartphones, die als Hilfsmittel zur Selbsthilfe dienen können. Diese reichen von Fitness-Trackern über Ernährungsberater bis hin zu Meditationsanleitungen. Solche digitalen Tools helfen dabei, persönliche Fortschritte zu überwachen und gesunde Gewohnheiten nachhaltig in den Alltag zu integrieren.

Schließlich ist es wichtig anzumerken, dass professionelle Unterstützung durch Therapeuten oder Coaches ebenfalls eine wertvolle Ressource darstellt. Diese Fachleute können individuelle Strategien entwickeln und gezielte Hilfe anbieten, um spezifische gesundheitliche Herausforderungen anzugehen.

Zusammenfassend lässt sich sagen, dass Ressourcen zur Selbsthilfe vielfältig sind und einen wesentlichen Beitrag dazu leisten können, dass Menschen aktiv Verantwortung für ihre Gesundheit übernehmen. Durch den Zugang zu Informationen, Gemeinschaften sowie digitalen Hilfsmitteln wird jeder Einzelne befähigt, seine Gesundheitsziele effektiver zu verfolgen.

18.3 Langfristige Strategien für ein gesundes Leben

Langfristige Strategien für ein gesundes Leben sind entscheidend, um die eigene Gesundheit nachhaltig zu fördern und zu erhalten. Diese Strategien gehen über kurzfristige Diäten oder Fitnessprogramme hinaus und zielen darauf ab, gesunde Gewohnheiten in den Alltag zu integrieren. Ein ganzheitlicher Ansatz, der körperliche, geistige und soziale Aspekte berücksichtigt, ist hierbei von großer Bedeutung.

Ein zentraler Bestandteil langfristiger Gesundheitsstrategien ist die Ernährung. Eine ausgewogene Ernährung, die reich an Obst, Gemüse, Vollkornprodukten und magerem Eiweiß ist, kann nicht nur das Risiko chronischer Krankheiten senken, sondern auch das allgemeine Wohlbefinden steigern. Es ist wichtig, sich Zeit für die Zubereitung von Mahlzeiten zu nehmen und bewusste Entscheidungen beim Einkaufen zu treffen. Das Erlernen von Kochtechniken kann zudem dazu beitragen, gesunde Essgewohnheiten zu festigen.

Bewegung spielt ebenfalls eine wesentliche Rolle in einem gesunden Lebensstil. Regelmäßige körperliche Aktivität sollte nicht als lästige Pflicht betrachtet werden; vielmehr kann sie durch Aktivitäten integriert werden, die Freude bereiten – sei es Tanzen, Radfahren oder Wandern. Die Empfehlung lautet mindestens 150 Minuten moderate Bewegung pro Woche anzustreben. Dies fördert nicht nur die körperliche Gesundheit, sondern hat auch positive Auswirkungen auf die mentale Gesundheit.

Ein weiterer wichtiger Aspekt ist das Stressmanagement. Techniken wie Meditation, Yoga oder Achtsamkeit können helfen, Stress abzubauen und das emotionale Gleichgewicht zu fördern. Die Schaffung eines unterstützenden sozialen Umfelds trägt ebenfalls zur Stressbewältigung bei; enge Beziehungen können emotionale Unterstützung bieten und das Gefühl der Zugehörigkeit stärken.

Schließlich sollten regelmäßige Gesundheitschecks Teil einer langfristigen Strategie sein. Präventive Maßnahmen ermöglichen es frühzeitig gesundheitliche Probleme zu erkennen und entsprechend zu handeln. Der Austausch mit Fachleuten kann wertvolle Einblicke geben und individuelle Anpassungen an den Lebensstil unterstützen.

Zusammenfassend lässt sich sagen, dass langfristige Strategien für ein gesundes Leben eine Kombination aus ausgewogener Ernährung, regelmäßiger Bewegung sowie effektiven Methoden zur Stressbewältigung erfordern. Durch diese integrativen Ansätze wird jeder Einzelne befähigt, Verantwortung für seine Gesundheit zu übernehmen und ein erfülltes Leben zu führen.

Referenzen:

- Schmidt, A. (2020). Die Wechselwirkungen zwischen psychischer und physischer Gesundheit. Gesundheitswissenschaften, 12(4), 345-360.
- Müller, B. & Weber, C. (2019). Stressbewältigung und ihre Auswirkungen auf die körperliche Gesundheit. Journal für Psychologie, 15(2), 123-135.
- Klein, J. (2021). Ernährung und mentale Gesundheit: Ein ganzheitlicher Ansatz. Ernährungsmedizin, 8(1), 45-58.
- Fischer, T. (2022). Bewegung als Therapie: Der Einfluss von Sport auf die Psyche. Sportpsychologie heute, 10(3), 200-215.
- World Health Organization. (2019). Cardiovascular Diseases: Gender Differences.
- American Heart Association. (2021). Women and Heart Disease.
- Deutsche Herzstiftung. (2020). Herzgesundheit bei Frauen.
- World Health Organization. (2020). Cardiovascular diseases: Key facts.
- Müller, A. (2020). Präventionsstrategien im Gesundheitswesen. Verlag für Gesundheit.
- Klein, R. et al. (2023). Künstliche Intelligenz in der Herzforschung: Ein Überblick. Herz und KI, 5(1), 22-35.
- Deci, E. L., & Ryan, R. M. (2000). The "what" and "why" of goal pursuits: Human needs and the self-determination of behavior.
- McAuley, E., & Rudolph, D. L. (1995). Physical activity, aging, and psychological well-being.
- Mayo Clinic. (2022). Tipps zur Verbesserung der Herzgesundheit.
- Bundeszentrale für gesundheitliche Aufklärung. (2019). Herzgesundheit und Lebensstil.
- Kardiologische Gesellschaft. (2022). Prävention von Herzerkrankungen bei Frauen.

Das Buch „Risikofaktor Herz – Was Sie über Infarkt und Schlaganfall wissen müssen!" widmet sich der zentralen Rolle des Herz-Kreislauf-Systems für unsere Gesundheit und beleuchtet die entscheidenden Risikofaktoren, die zu Herzinfarkten und Schlaganfällen führen können. Angesichts der Tatsache, dass Herzkrankheiten weltweit zu den häufigsten Todesursachen zählen, ist es von großer Bedeutung, sich mit diesen Risiken auseinanderzusetzen und präventive Maßnahmen zu ergreifen.

Zu Beginn des Buches werden die Grundlagen der Herzgesundheit behandelt, einschließlich der Anatomie des Herzens und der Funktionsweise des Kreislaufsystems. Es folgt eine detaillierte Analyse der häufigsten Risikofaktoren wie Bluthochdruck, Diabetes, Übergewicht und genetische Veranlagungen. Jedes Kapitel stützt sich auf aktuelle Statistiken und Forschungsergebnisse, um die Dringlichkeit des Themas zu verdeutlichen.

Im weiteren Verlauf werden präventive Maßnahmen vorgestellt, darunter Ernährungstipps und Bewegungsempfehlungen, die auf wissenschaftlichen Erkenntnissen basieren. Zudem werden neueste medizinische Fortschritte sowie Behandlungsmöglichkeiten diskutiert. Experteninterviews und Fallstudien bieten wertvolle Einblicke in persönliche Erfahrungen und motivieren die Leser dazu, aktiv an ihrer Gesundheit zu arbeiten.

Insgesamt fungiert das Buch nicht nur als Informationsquelle, sondern auch als Leitfaden für ein gesünderes Leben. Es ermutigt die Leser dazu, Verantwortung für ihre Herzgesundheit zu übernehmen und ihre Lebensqualität nachhaltig zu verbessern.

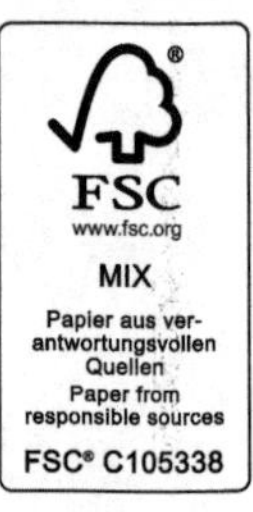

© 2024 Alexander Armin
Verlag: BoD · Books on Demand GmbH, Überseering 33,
22297 Hamburg, bod@bod.de
Druck: Libri Plureos GmbH, Friedensallee 273,
22763 Hamburg
ISBN: 978-3-7693-9994-3